Tapati Sinhal
Ruchi Rani Shah
Nimisha Shah

Zona de controlo apical

Tapati Sinhal
Ruchi Rani Shah
Nimisha Shah

Zona de controlo apical

Uma zona de excelência endodôntica

ScienciaScripts

Cover image: www.ingimage.com

This book is a translation from the original published under ISBN 978-3-659-85843-7.

Publisher:
Sciencia Scripts
is a trademark of
Dodo Books Indian Ocean Ltd. and OmniScriptum S.R.L publishing group

120 High Road, East Finchley, London, N2 9ED, United Kingdom
Str. Armeneasca 28/1, office 1, Chisinau MD-2012, Republic of Moldova, Europe
Printed at: see last page
ISBN: 978-620-8-32351-6

RECONHECIMENTO

Começando com as bênçãos do deus Ganesha e do guru Gajanana, exprimo a minha profunda gratidão à minha mãe, Dra. Minal Agrawal, e ao meu pai, Dr. Manohar Agrawal, bem como à minha tia, Dra. Samta Sharma, por terem feito de mim o que sou hoje e por serem uma inspiração na minha vida. Foi o seu amor, o seu trabalho árduo e os seus sacrifícios que tornaram possível a minha educação. Dedico este trabalho aos meus pais. Agradeço ao meu irmão, Dr. Nilesh Sinhal, e à minha cunhada, Dra. Neha Sinhal, por me terem apoiado com encorajamento, compreensão, amor e carinho.

Não tenho palavras para exprimir o meu profundo sentimento de gratidão para com a minha orientadora de pós-graduação, a Dra. Ruchirani Shah, cujas sugestões sagazes, o imenso interesse pelo tema, a avaliação atenta e as críticas construtivas contribuíram para tornar este trabalho completo. A sua tutela paciente, a sua crítica objetiva e o seu apoio inspirador em todos os momentos tornaram-me suficientemente capaz de levar este trabalho ao seu estado atual.

ÍNDICE

CAPÍTULO 1

INTRODUÇÃO

O tratamento endodôntico tem de ser tomado em consideração quando a polpa fica inflamada ou infetada. A inflamação ou infeção pode ter várias causas. O fator chave no desenvolvimento da inflamação pulpar e da periodontite apical é a presença de bactérias.[1] Tem sido amplamente aceite que as bactérias e os seus produtos são os dois principais factores etiológicos no início e na progressão destas doenças.[2] Assim, o principal objetivo do tratamento do canal radicular é obter um sistema de canais radiculares limpo para prevenir ou tratar a periodontite apical, mantendo a anatomia radicular.

O sistema de canais radiculares termina num terminal apical. A alteração mecânica do terminal apical do espaço do canal radicular é designada por "Zona de Controlo Apical" e Roane definiu-a como "Zonas de Captura Apical" (Fig. 1.1).

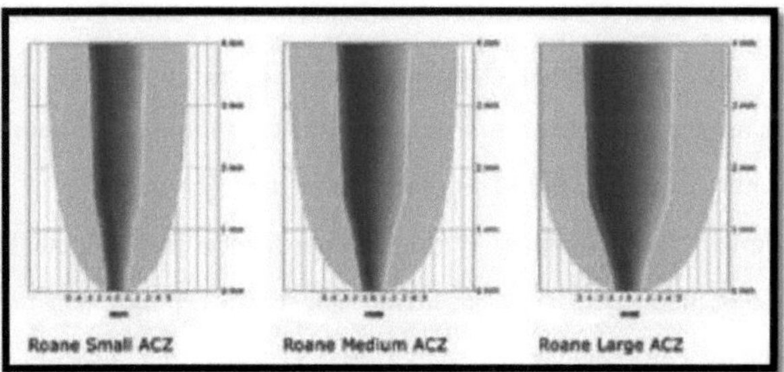

Figura 1.1- Roane definiu as suas Zonas de Captura Apical pequenas, médias e grandes

Afecta a reologia da guta-percha termolábil, oferecendo resistência e forma de retenção do tipo matriz contra as pressões de condensação da obturação.[4-6] Esta região terminal pode ser anatomicamente desafiada e pode ser alterada por reabsorção patológica ou por algum acidente iatrogénico. A zona demonstra uma conicidade a partir da constrição apical definida pelo médico, que pode ser uma determinação linear ou pontual. Esta conicidade melhorada na zona de controlo proporciona uma forma de resistência contra as pressões de condensação da obturação e também ajuda a prevenir a extrusão do material de obturação durante a obturação.

O conceito de zona de controlo apical baseia-se em dois pontos de referência anatómicos e histológicos na região apical da raiz:

1) Constrição apical ou junção cementodentinária (CDJ)

2) Forame apical ou diâmetro apical maior.

A constrição apical (Junção Cementodentinária ou CDJ) tem sido defendida há muito tempo como a extremidade terminal para instrumentação e obturação.[7-8] É a parte mais estreita do canal e o local onde o cemento encontra a dentina; é o ponto em que a polpa termina e o periodonto começa. A localização da Junção Cementodentinária no canal radicular varia consideravelmente. Geralmente não se encontra na mesma área que a Constrição Apical, e a sua localização estimada é de aproximadamente 1 mm do Forame Apical.[13] A partir da Constrição Apical, o canal alarga-se até atingir o Forame Apical ou diâmetro apical maior. O espaço entre os diâmetros maior e menor é em forma de funil ou hiperbólico ou como tendo a forma de uma glória da manhã. A distância média entre os diâmetros apicais maior e menor é de 0,5 mm numa pessoa jovem e de 0,67 mm num indivíduo idoso.[14] A distância é comparativamente maior em indivíduos idosos devido à acumulação de cemento. O diâmetro da constrição apical muda com a idade. É de 502 mm na faixa etária de 18 a 25 anos; na faixa etária acima de 55 anos, é de 681 mm. A constrição apical mostrou irregularidades na forma da junção cementodentinária. E foram descritas como ovais, ovais longas, em forma de fita ou redondas.[11] Drummer et al.[12] demonstrou que a constrição apical também é irregular na direção longitudinal. É evidente a partir das várias literaturas que a constrição apical não é uniformemente redonda, mas é geralmente oval ou irregular.

A pequena constrição do forame apical deve, idealmente, ser mantida no seu tamanho e posição iniciais após os procedimentos de limpeza e moldagem endodôntica, independentemente da marca das limas ou materiais utilizados. Em termos gerais, a manutenção da constrição apical permite (exceto no caso de um ápice reabsorvido) um limite natural no qual o clínico pode colocar irrigantes, limas de moldagem e materiais de obturação. E para além disso, fora das limas de patência apical, é vital que as soluções e os instrumentos não passem. Se a constrição apical for mantida no seu tamanho, forma e posição originais, constitui uma barreira natural ao movimento do material de obturação. Assim, quando a pressão de calor e frio é usada para obturação para compactar o material obturador apicalmente, ter a constrição no lugar permite que o material flua para todas as ramificações do espaço pulpar, especialmente em relação a uma técnica de obturação lateral fria. Em palavras mais específicas e simples, tudo o que é feito endodonticamente em um dente tem um impacto significativo, direta ou indiretamente, no forame apical. Ricucci e Langeland demonstraram que a instrumentação e a obturação até a constrição apical proporcionam o melhor prognóstico.[9] Ricucci[10] defendeu que a instrumentação da constrição apical fora desta junção cimento-dentinária pode atrasar a cicatrização da ferida ou resultar em efeitos adversos no resultado da terapia endodôntica. Os materiais ou medicamentos extrudidos para além desta constrição podem promover a inflamação e uma reação de corpo estranho.

A criação de excelência endodôntica, especialmente na era das técnicas de níquel-titânio, exige um cumprimento rigoroso do comprimento do preparo, uma compreensão profunda da dinâmica de corte e a consciência da forma e do desenho que está a ser criado. As conicidades variáveis dos sistemas de instrumentos que chegam ao mercado conferem uma maior resistência à deslocação no terço apical, ou seja, na Zona de Controlo Apical (ZCA) e facilitam a patência apical com um risco mínimo de extrusão de materiais obturadores termolábeis.

CAPÍTULO 2

VARIAÇÕES ANATÓMICAS NO TERÇO APICAL E DIAGNÓSTICO

O tecido duro que envolve a polpa dentária pode assumir uma variedade de configurações e formas. Um conhecimento profundo da morfologia do dente, uma interpretação cuidadosa das radiografias em ângulo, um acesso adequado e a exploração do interior do dente são pré-requisitos para um tratamento ideal do canal radicular.

Todo o espaço na dentina onde se aloja a polpa é designado por sistema de canais radiculares. O contorno desse sistema corresponde ao contorno externo do dente. No entanto, factores como o envelhecimento fisiológico, a patose e a oclusão podem modificar as suas dimensões através da produção de dentina secundária e terciária e de cemento. O sistema de canais radiculares divide-se em duas porções: a câmara pulpar, localizada na coroa anatómica do dente, e a polpa ou canal(is) radicular(es), que se encontra(m) na raiz anatómica do dente.

- ANATOMIA DO TERÇO APICAL DO CANAL RADICULAR

A cavidade pulpar é a cavidade central dentro de um dente e está inteiramente envolvida por dentina, exceto no forame apical. A anatomia da cavidade pulpar é descrita nas seguintes rubricas (Fig-2.1).

1. Desenvolvimento da estrutura radicular.
2. Dentina.
3. Forame apical.
4. Canais acessórios e laterais.
5. Istmo.
6. Delta apical.

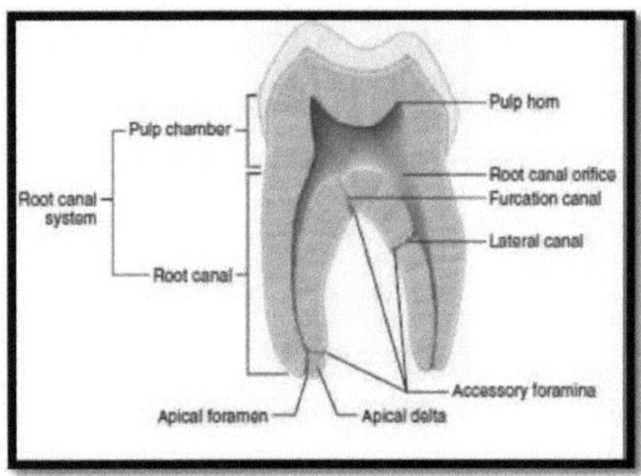

Figura 2.1- Anatomia do dente

A) DESENVOLVIMENTO DA ESTRUTURA RADICULAR

O ápice da raiz é de interesse para o endodontista porque as fases de desenvolvimento da raiz e o tipo de tecido presente nas raízes dos dentes são importantes para a prática da endodontia.[15]

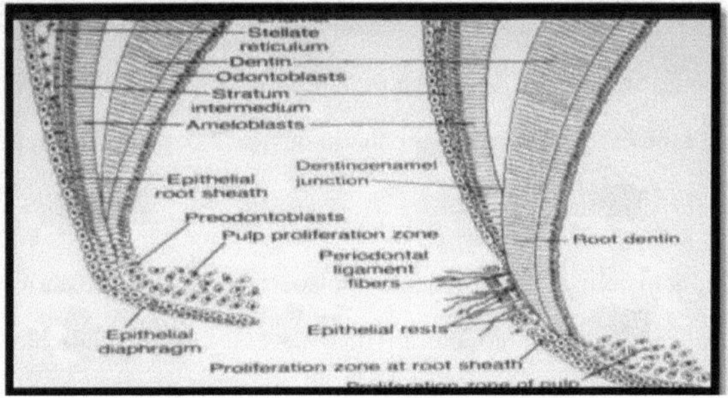

Figura 2.2- Desenvolvimento da raiz

Durante o desenvolvimento do dente, os epitélios dentários interno e externo fundem-se e formam a alça cervical, que se invagina no tecido conjuntivo subjacente. As células epiteliais e mesenquimais da alça cervical são contíguas. Depois de entrarem em contacto com a lâmina basal das células epiteliais internas, as células mesenquimatosas diferenciam-se em odontoblastos que produzem dentina na porção da coroa e da raiz (Fig. 2.2).

As células epiteliais externas e internas proliferam a partir da alça cervical do órgão dentário para formar uma dupla camada de células conhecida como bainha epitelial radicular de Hertwig. A bainha radicular determina o número, o tamanho e a forma das raízes (Ten Cate, 1965) e a futura junção cemento-esmalte. A porção invaginada do epitélio permanece como uma camada contínua até que a dentina da raiz esteja completamente formada. Diab e Stallard descobriram que a conclusão da raiz pela formação de cemento ocorre após a desintegração da bainha radicular. Após a deposição da dentina radicular, a bainha de Hertwig desintegra-se na direção coronal, seguindo o crescimento do tecido conjuntivo do saco dentário. Quando a bainha radicular começa a desintegrar-se, as células do tecido conjuntivo diferenciam-se em cementoblastos e o cemento é depositado sobre a dentina. Os cementoblastos inicialmente elaboram uma matriz não mineralizada. Subsequentemente, ocorre a mineralização da matriz mais antiga à medida que o novo cemento é elaborado. O cemento é depositado continuamente e aumenta de espessura ao longo do ciclo de vida do dente.[16]

Durante a formação da raiz, a extremidade apical da raiz é uma abertura larga limitada a um diafragma epitelial. Essa abertura em forma de funil existe no ápice de um dente jovem que tem uma raiz incompletamente formada, dando ao canal radicular uma forma de bacamarte. À medida que o crescimento prossegue, mais dentina é formada, de modo que, quando a raiz do dente amadurece, o espaço radicular da polpa torna-se mais estreito. O canal pulpar apical também se torna mais pequeno devido à deposição apical de cemento.[16]

Após a erupção e o contacto oclusal com um dente oposto, o crescimento posterior da bainha radicular fornece a matriz para a conclusão final da extremidade radicular (Orban e Mueller, 1929).[17]

-CALCIFICAÇÃO DO ÁPICE DA RAIZ[18]

O conhecimento da idade em que ocorre a calcificação do ápice radicular é essencial para a prática endodôntica. É particularmente necessário quando se lida com dentes com envolvimento pulpar ou sem polpa de crianças e pacientes jovens. Como regra geral, pode-se afirmar que o ápice radicular está completamente formado em cerca de 3 anos após a erupção do dente. A tabela seguinte apresenta os tempos aproximados em anos da erupção dos dentes e da calcificação dos ápices radiculares.

Tooth	Eruption (years)	Calcification (years)
Central incisor	6-8	10-12
Lateral incisor	7-9	11-12
Canine	10-12	13-14
First premolar	9-11	12-14
Second premolar	11-12	13-14
First molar	5-7	10-11
Second molar	12-13	15-16
Third molar	17-21	18-25

B) DENTIN APICAL

Na região apical, os odontoblastos da polpa estão ausentes ou têm uma forma achatada ou cuboidal, com túbulos dentinários que correm em linha reta. A dentina que é produzida não é tubular como a dentina coronal, mas, em vez disso, é mais amorfa e irregular. Este tipo de dentina é designado por dentina esclerótica. A quantidade de dentina esclerótica geralmente aumenta com a idade. (Azaz et al. 1977, Vaziliadis et al. 1983). Coughlam et al. concluíram que a translucidez da dentina apical aparentemente resulta da diminuição da largura dos túbulos.

Vasiliadis et al., em 1983, examinaram a dentina num plano transversal ao longo eixo da raiz. Verificaram que as bandas escleróticas eram mais estreitas em direção ao canal radicular e que se estendiam em direção às superfícies mesial e distal da raiz num padrão de borboleta. Perto do canal radicular, a zona esclerótica contém dentina sem túbulos. Os túbulos dentinários tornam-se parcial ou completamente obliterados. A dentina torna-se opticamente transparente, sendo suficientemente uniforme para evitar a dispersão da luz transmitida.

A dentina apical esclerótica é consideravelmente menos permeável do que a dentina coronal (Linden 1968). Esta permeabilidade reduzida tem significado porque os túbulos dentinários esclerosados são menos facilmente penetrados ou são impenetrados por microrganismos ou outros irritantes.[1]

-SIGNIFICADO CLÍNICO[19]

À medida que os dentes envelhecem, eles continuam a calcificar, resultando no estreitamento dos túbulos dentinários. Este aumento da calcificação é considerado, em parte, como uma parte normal do envelhecimento, bem como uma resposta a estímulos externos, tais como atrito, cárie, erosão e/ou abrasão (Stanley et al. 1983).

Duke e Lindemuth (1990) sugeriram que a dentina esclerótica pode ser menos recetiva aos actuais sistemas adesivos de dentina, particularmente no caso de lesões de erosão/abrasão.

Suzuki e Finger (1988) afirmaram que a dentina na sua porção superficial permite maiores resistências de união do que nas porções mais profundas. Isto deve-se ao facto de a camada superficial ter mais dentina sólida e menos contaminação por humidade do que as porções mais profundas. Da mesma forma, em dentes jovens, onde os túbulos ainda tendem a estar muito abertos, a força de ligação dos sistemas adesivos também seria provavelmente reduzida. Isto não se deve apenas a um menor grau de área de superfície mineralizada, mas também porque os túbulos patentes podem contribuir para a contaminação da superfície preparada com uma maior quantidade de fluido dentinário quando a camada de esfregaço está ausente (Tagami et al 1992).

C) FORAMEN APICAL

O terço apical é a região mais estudada do canal radicular.[20] De acordo com Ingle, a anatomia do ápice radicular é parcialmente determinada pelo número e localização do vaso sanguíneo apical presente no momento do desenvolvimento do ápice. Quando o dente é jovem e está apenas a erupcionar, o forame tem a forma de funil, com a parte larga a estender-se para fora. A boca em forma de funil é preenchida com tecido periapical, que mais tarde é substituído por dentina e cemento. À medida que a raiz se desenvolve, o forame apical torna-se mais estreito.[21]

O forame apical é a principal abertura apical do canal radicular. Está frequentemente localizado excentricamente longe do ápice anatómico ou radiográfico. Um forame acessório é um orifício na superfície da raiz que se comunica com um canal lateral ou acessório. Eles podem existir como um único forame ou como múltiplos forames[20] (Fig-2.3).

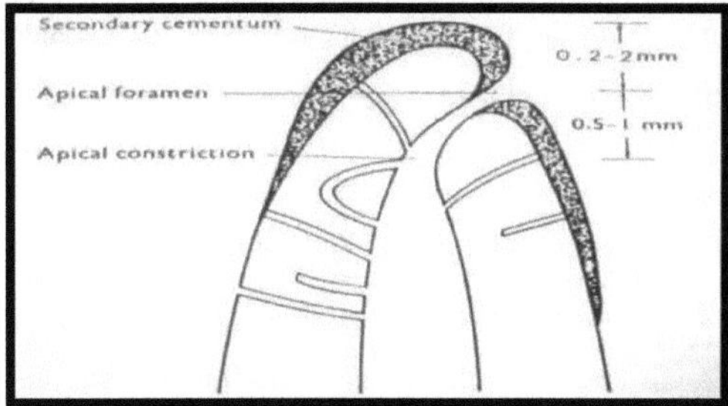

Figura 2.3 - Forame apical da raiz

▪ LOCALIZAÇÃO DO FORAME APICAL

A localização e a forma do forame apical podem sofrer alterações como resultado de influências funcionais nos dentes. Um dente pode ser inclinado devido à pressão horizontal, ou pode migrar mesialmente, fazendo com que o ápice se incline na direção oposta. Nestas condições, os tecidos que entram na polpa através do forame apical podem exercer pressão numa das paredes do forame, causando reabsorção. Ao mesmo tempo, o cemento é depositado no lado oposto do canal radicular apical.[16] Assim, o forame apical principal pode estar originalmente no centro da raiz, mas o forame desloca-se gradualmente com o envelhecimento, a deriva mesial e oclusal e a deposição contínua de cemento.[15]

Com o aumento da idade, o diâmetro menor do forame apical torna-se mais estreito, enquanto o seu diâmetro maior se torna mais largo devido à deposição de dentina e cemento[21] (Fig-2.4).

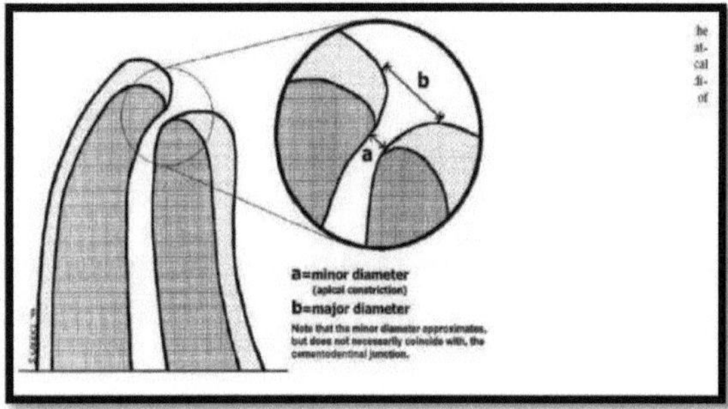

Figura 2.4- Diâmetro maior e menor

Por vezes, a abertura apical encontra-se no lado lateral do ápice, embora a raiz em si não seja curva.[16] Todos os canais radiculares se desviam do eixo longo das suas raízes. Isto representa um problema para o endodontista, porque este fenómeno é reconhecível na radiografia apenas quando o forame termina no aspeto mesial ou distal da raiz. Quando o forame termina na face vestibular ou lingual, não é possível reconhecê-lo radiograficamente.[10]

Os estudos detalhados *de dreen* (1955, 1956 e 1960) sobre a anatomia dos ápices dos dentes demonstraram que os forames apicais principais estão situados diretamente no ápice com mais frequência nos incisivos centrais e laterais superiores, no primeiro pré-molar e no segundo pré-molar inferior. Nos molares superiores e em todos os dentes mandibulares, com exceção do segundo pré-molar, os forames apicais principais coincidem com os ápices com menos frequência.[1]

- **Vários autores estudaram o desvio do forame apical em relação ao ápice anatómico da raiz.**

Name	Green	Kuttler	Hikichi	Mizutani
Anterior	69.3%	80%	60-70%	80-90%
Posterior	50%			

- **Diâmetro do forame apical[22]**

O tamanho médio do forame apical dos dentes maxilares no adulto é de 0,4mm. Nos dentes mandibulares, é ligeiramente menor, com 0,3 mm de diâmetro.[16]

Mizutani et.al observaram que o diâmetro médio lábio-lingual do canal radicular anterior do maxilar na constrição apical é:-

- Incisivo central - 0,425mm.
- Incisivo lateral - 0,369mm
- Canino - 0,375 mm

O diâmetro labiolingual do canal radicular na constrição apical dos dentes anteriores superiores era aproximadamente 0,05 mm maior do que o diâmetro mesiodistal.[11]

A média dos diâmetros dos forames fisiológicos estreitos e largos dos molares é a seguinte

- Molares mandibulares - 0,20 a 0,26 mm

- Raízes distobucais maxilares - 0,18 a 0,25mm.
- Raiz palatina maxilar - 0,22 a 0,29mm.

Verificou-se uma elevada percentagem de dois forames fisiológicos nas raízes mesial (87,06%) e mesiovestibular (71,15%) dos primeiros molares inferiores e superiores, respetivamente.

- **Distância do ápice ao forame:**

Green (1956, 1960) relatou que a distância perpendicular do ápice da raiz ao forame apical nos dentes anteriores superiores é de aproximadamente 0,29mm e 0,43mm nos dentes posteriores.[12] Chapman (1969) relatou que a distância média entre o ápice e o forame para todos os tipos de dentes é de 0,38 mm.

Dentes anteriores do maxilar - 0,36 mm

Dentes anteriores mandibulares - 0,34 mm[12]

Hikich e Kawaguchi registaram valores de 0,3 a 0,39 mm.

Mizutani et al (1992) verificaram que a distância média era de 0,44 a 0,51 mm.[11]

Estudos indicam que o forame apical raramente coincide em posição com o ápice anatómico. De acordo com os vários estudos radiográficos e morfológicos de diferentes dentes, a distância média entre o forame apical e a extremidade mais apical da raiz varia entre 0,20 e 2mm.

Kuttler (1955) afirmou que as distâncias entre o ápice e o forame em grupos de dentes de pacientes jovens e idosos eram de 0,48mm e 0,6mm, respetivamente.[12]

Burch e Hulen (1972) descobriram que a distância entre o ápice e o forame era de 0,59 mm num estudo de todos os tipos de dentes.[12]

• CONSTRIÇÃO APICAL

O forame fisiológico ou constrição apical é considerado o diâmetro mais estreito do canal radicular e pensava-se que estava localizado na junção cemento-dentinária.

Langeland demonstrou histologicamente que a junção cemento-dentinária, sendo altamente irregular (por exemplo, 3 mm mais alta numa parede do que na parede oposta), não coincidia de todo com a constrição apical[10] (Fig-2.5)

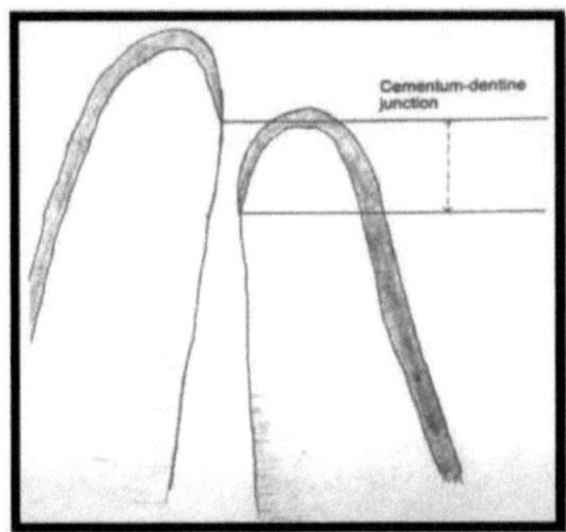

Figura 2.5 - Junção Cementodentinária

O forame fisiológico é considerado como o limite apical da preparação do canal radicular. Também é conhecido como forame histológico, porque está localizado na junção entre o tecido conjuntivo pulpar e o tecido conjuntivo frouxo intersticial do ligamento periodontal.[22] A constrição apical do canal definitivamente não está no local de saída do canal do dente, mas geralmente ocorre dentro da dentina, logo antes das camadas iniciais de cemento. Kuttler referiu-se a este local como o diâmetro menor do canal. É o local para terminar a preparação do canal e construir a matriz de dentina apical. O diâmetro do canal no local de saída do dente, ou seja, o diâmetro maior, foi considerado aproximadamente duas vezes mais largo do que o diâmetro menor. Isto significa que a vista longitudinal do canal é vista como um funil afunilado até à ponta na saída e depois alarga-se novamente. Uma vez que as paredes adjacentes do cemento são ligeiramente convexas ou hiperbólicas ou em forma de funil, quando vistas em secção longa, a configuração entre os diâmetros menor e maior assemelha-se à de uma flor de morning glory.

- ## Topografia da constrição apical[12]

A constrição apical foi classificada por Dummer et al. (Fig-2.6)

Tipo A: A constrição única tradicional.

Tipo B: Uma constrição afunilada com a parte mais estreita do canal muito próxima do ápice atual.

Tipo C: Estão presentes várias constrições.

Tipo D: Quando a constrição foi seguida por uma porção estreita e paralela do

canal

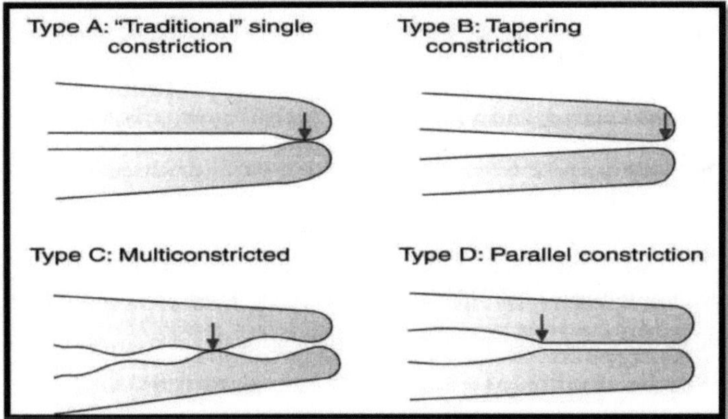

Figura 2.6 - Constrição apical por Dummer et al.

Um quinto tipo também foi visto quando o canal foi completamente bloqueado com dentina secundária ou cemento. A tradicional constrição apical única foi encontrada em menos de metade dos dentes. Frequentemente, a porção apical do canal radicular é cônica ou paralela.[23]

A constrição apical muitas vezes não está presente, particularmente quando a patose apical e a reabsorção radicular estão presentes.[22]

- **Forma da constrição apical:**

O contorno da constrição apical é maioritariamente circular a ovoide. [11,22]

A parte terminal do canal radicular observada por Kuttler e Green era semelhante a um funil, enquanto que Mizutani et al. observaram uma forma cilíndrica.[11]

- **Distância entre o forame apical e a constrição:**

Kuttler relatou que a distância entre o centro do forame e a parte mais estreita do canal apical era de 524μm (18 a 25 anos) a

659μm (acima de 55 anos). Mizutani et al. relataram que a distância é de 0,825 a 1,010 mm.[11] A constrição apical tende a ocorrer a cerca de 0,5 a 1 mm do forame apical (Chapman 1969).[24]

- **Distância do ápice à constrição:**

Chapman (1969) observou que a grande maioria das constrições foi encontrada entre 0,7 e 3mm do ápice. Mizutani et al (1992) relataram que a distância vertical entre o ápice e a constrição apical para dentes anteriores superiores foi de 0,8 a 1,0mm.

- **Significado clínico:**

A constrição apical é comummente defendida como a terminação ideal para o tratamento do canal radicular, sendo um estreitamento natural do canal radicular e quase na terminação da polpa. Supostamente, é aqui que se forma um batente apical contra o qual os materiais de obturação são embalados.

Como essa constrição geralmente não está presente, o forame apical pode ser um ponto de referência mais útil. A distância entre a constrição apical (quando presente) e o forame apical varia de 0,5 a 1,0mm para os dentes de diferentes idades. Quando o forame apical é localizado, a posição da constrição apical (se existir) pode ser estimada; se a constrição apical não estiver presente, o preparo e a obturação geralmente estarão dentro dos limites da raiz.

De facto, é difícil localizar a constrição apical ou o forame apical, quer clínica quer radiograficamente. Embora 0,5 a 1 mm aquém do ápice radiográfico seja normalmente utilizado como ponto de terminação, isto é apenas uma estimativa. Trata-se de uma tentativa de desbridar e obturar perto do forame apical, mas, esperamos, não para além dele.[23]

D) CANAIS ACESSÓRIOS E LATERAIS

Os canais laterais e os forames acessórios foram encontrados com regularidade suficiente para provar que são partes integrantes de uma cavidade pulpar normal e não excepções[21] (Fig-2.7)

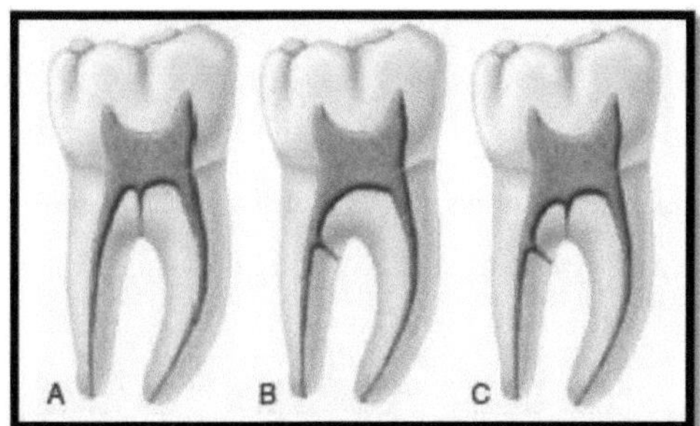

Figura 2.7- Os canais acessórios ocorrem em três padrões distintos nos primeiros molares inferiores. **A**= Em 13% um único canal de furca se estende da câmara pulpar até a região intrarradicular. **B**= Em 23% um canal lateral se estende do terço coronal de um canal radicular maior até a região de furca (80% se estendem do canal radicular distal). **C**= Cerca de 10% têm canais laterais e de furca.

- **Localização:**

Um canal lateral pode ser encontrado em qualquer lugar ao longo do comprimento de uma raiz e tende a estar em ângulo reto com o canal radicular principal.[24] Os canais laterais são encontrados em profusão nas raízes dos dentes posteriores e, ocasionalmente, nas raízes dos anteriores.[15] A presença de canais laterais nas áreas de furca dos dentes molares está bem documentada e a sua incidência é elevada. Os canais acessórios geralmente se ramificam do canal radicular principal em algum ponto da região apical.[24]

- **Desenvolvimento:**

O mecanismo pelo qual eles são formados não é conhecido, mas é provável que eles ocorram em áreas onde há perda prematura de células da bainha radicular porque essas células induziram a formação dos odontoblastos.[16]

Os canais acessórios também podem ocorrer quando a raiz em desenvolvimento encontra um vaso sanguíneo. Se o vaso estiver localizado na área onde a dentina está a formar-se, o tecido duro pode desenvolver-se à sua volta, formando um canal lateral a partir da polpa radicular. Este fenómeno ocorre frequentemente no terço apical da raiz e explica a elevada incidência de canais laterais e forames acessórios nesta região.

Os canais laterais podem ocorrer também nas áreas de bifurcação ou trifurcação de dentes multirradiculares. Esses canais resultam do aprisionamento dos vasos periodontais durante a fusão das partes do diafragma que se tornam o assoalho da câmara pulpar.[21]

- **Conteúdo:**

Os canais laterais e acessórios contêm tecido fibroso. O tecido conjuntivo é o mesmo que se encontra na polpa, mas assemelha-se mais ao tecido conjuntivo do ligamento periodontal.[15]

- **Incidência:**

A incidência de canais laterais e apicais aumenta em dentes posteriores, em direção ao terço apical da raiz. Em dentes mais jovens e multirradiculares, a incidência varia de 2-3% a mais de 72%.[25]

Métodos grosseiros de deteção, tais como espécimes de corrosão por vulcanite dos canais radiculares, indicaram que há uma incidência de 16,9% desses canais, em todos os dentes (Hess 1925).[15] Nos dentes anteriores, os canais acessórios e/ou laterais foram observados numa incidência de 34%.[15]

- **Significado clínico:**

Os tecidos pulpares e periodontais não só mantêm conexão através do forame apical principal, mas também através dos canais acessórios e laterais.[24] A presença de múltiplos canais acessórios e laterais é a regra, não a exceção, [Green (1955, 1956, 1960) e Ainoma e Loe (1968)].

Muitas variações anatómicas e morfológicas dos canais radiculares e dos seus forames levantam questões sobre o destino do tecido pulpar nesses canais após a terapia endodôntica.

O número de canais acessórios na raiz de um dente não parece ser um fator significativo para o sucesso ou fracasso da terapia endodôntica em dentes com polpas vitais. Se assim fosse, a maioria dos tratamentos endodônticos fracassaria.

Seria difícil, se não impossível, com as nossas técnicas actuais, instrumentar e limpar os canais acessórios, mesmo com uma fresagem e limagem minuciosas.

Seltzer e Hess et al (1983) indicaram que, após a terapia endodôntica em dentes com polpas vitais, os canais laterais e acessórios tendem a ficar obliterados pela deposição de cemento com o passar do tempo.

Em dentes com polpas totalmente inflamadas ou necróticas, o tecido granulomatoso é encontrado nos canais acessórios antes da terapia endodôntica. O significado do tecido envolvido que permanece no forame acessório como um fator de falha no reparo após a terapia endodôntica ainda não foi definitivamente determinado. Presumivelmente, após a terapia endodôntica, o tecido inflamatório deve ser reabsorvido e substituído por tecido conjuntivo não inflamado.

Quando os canais laterais e os canais acessórios estão presentes, a obturação completa do canal radicular após a terapia endodôntica torna-se duvidosa. Devido à sua complexidade, é impossível obter um selamento hermético de um canal radicular com um material estranho.[15]

- **Tamanho:**

De acordo com Hess et al (1983), os forames do canal acessório têm um diâmetro médio de 6 a 60pm.[1] O tamanho das estruturas do canal acessório e lateral varia de 1 mm de diâmetro até o tamanho dos vasos sanguíneos.[19]

E) ISTHMUS

Um istmo é uma comunicação estreita, em forma de fita, entre dois canais radiculares que contém polpa ou tecido derivado da polpa. Todos os istmos devem ser encontrados, preparados e preenchidos durante a cirurgia, pois podem funcionar como reservatórios bacterianos. Qualquer raiz com dois ou mais canais pode ter um istmo. Portanto, a presença de um istmo deve ser suspeitada sempre que múltiplos canais forem vistos numa superfície radicular ressecada. Num estudo, os autores recomendaram a utilização de corante azul de metileno para auxiliar a visualização do contorno da superfície radicular ressecada e, assim, a deteção de um istmo.[26]

-Incidência[26]

Num estudo, os istmos na raiz mesiovestibular dos primeiros molares superiores foram encontrados mais frequentemente a 3 a 5 mm do ápice da raiz. Um istmo completo ou parcial foi encontrado no nível de 4 mm em 100% das vezes. Noutro estudo, os istmos parciais foram encontrados com mais frequência do que os istmos completos. Os istmos são encontrados em 15% dos dentes anteriores; nos dentes pré-molares superiores, são encontrados em 16% ao nível de 1 mm de ressecção e em 52% ao nível de 6 mm de ressecção.

A identificação e o tratamento dos ístmicos são vitais para o sucesso dos procedimentos cirúrgicos. Kim et al identificaram cinco tipos de isthmi que podem ser encontrados numa superfície radicular biselada (Fig. 2.8).

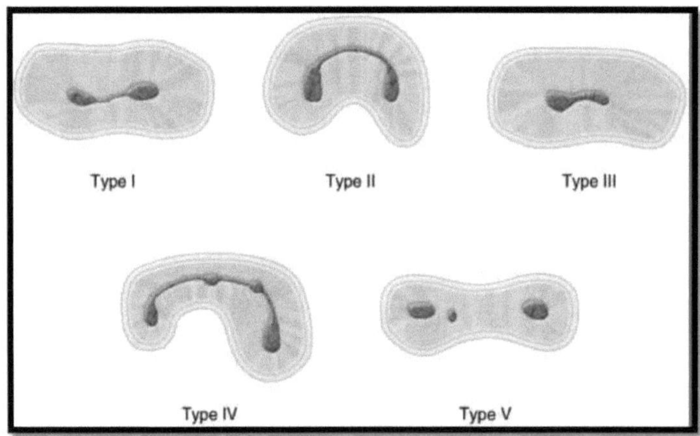

Figura 2.8 - Representação esquemática das classificações de istmo descritas por Kim et al. **O tipo I** é um istmo incompleto, ou seja, uma comunicação tênue entre dois canais. **O tipo II** é caracterizado por dois canais com uma conexão definida entre eles (istmo completo). **O tipo III** é um istmo muito curto e completo entre dois canais. **O tipo IV** é um istmo completo ou incompleto entre três ou mais canais. **O tipo V** é marcado por duas ou três aberturas de canais sem conexões visíveis.

-Prevalência

A prevalência de istmo aumenta na raiz mesiovestibular do primeiro molar superior de 30% para 50% à medida que a raiz é ressecada do nível de 2 a 4 mm. Oitenta por cento das raízes mesiais dos primeiros molares inferiores apresentam isquemia no nível de ressecção de 3 a 4 mm, enquanto 15% das raízes distais apresentam isquemia no nível de 3 mm.

As técnicas endodônticas microcirúrgicas permitiram aos clínicos visualizar a superfície radicular ressecada e identificar o istmo, prepará-lo com pontas ultra-sónicas e preencher o preparo da extremidade radicular com materiais aceitáveis. O reconhecimento e o tratamento micro endodôntico dos istmos do canal reduziram significativamente a taxa de insucesso da cirurgia endodôntica.

F) DELTA APICAL

Nos molares, uma grande quantidade de canais acessórios está presente dentro da "teia" de cemento que funde as raízes. Num certo número de dentes, é evidente a presença de uma dicotomia ou ramificação do canal pulpar perto do ápice do dente, dando uma ramificação em forma de Y do canal radicular perto do ápice do dente. Esses deltas apicais também foram encontrados com frequência por Hess et al (1983).[15]

Nas raízes distais dos molares inferiores e nas raízes palatinas dos molares superiores, são encontradas muitas anomalias no tamanho e na forma dos canais radiculares. Frequentemente, nestes dentes, os canais abrem-se em direção ao ápice do dente numa disposição em forma de "canoa".

Após o tratamento endodôntico, o tecido pulpar nos ramos não instrumentados pode ficar inflamado, mas geralmente mantém a sua

vitalidade com o passar do tempo, a deposição contínua de dentina ou cemento tende a estreitar o lúmen destes canais.

CLASSIFICAÇÃO DOS CANAIS RADICULARES

Slowey[27] afirma que a anatomia do canal radicular de cada dente tem certas caraterísticas comuns, bem como numerosas caraterísticas atípicas que podem servir de roteiro para uma endodontia bem-sucedida. A anatomia esperada do canal radicular dita a localização da entrada inicial de acesso, dita o tamanho das primeiras limas utilizadas e contribui para uma abordagem racional na resolução dos problemas que surgem durante a terapia.

Embora o forame apical deva ser selado pela terapia endodôntica, o canal radicular é o que fornece o caminho para o ápice. Por isso, é importante estar familiarizado com os vários caminhos que a via percorre para chegar ao ápice (Weine).

- As configurações dos canais radiculares são classificadas por vários investigadores nos seguintes tipos

i) **Classificação da configuração dos canais por Franklin S. Weine.**[28]

Os sistemas de canais em qualquer raiz são categorizados em quatro tipos diferentes (Fig-2.9) -

a) **Tipo I** - Canal único desde a câmara pulpar até ao ápice.

b) **Tipo II** - Dois canais separados que saem da câmara pulpar, mas que se fundem antes do ápice para formar apenas um canal.

c) **Tipo III - Dois** canais separados saindo da câmara e saindo da raiz em forames apicais separados.

d) **Tipo IV** - Um canal que sai da câmara pulpar e se divide a curta distância do ápice em 2 forames separados.

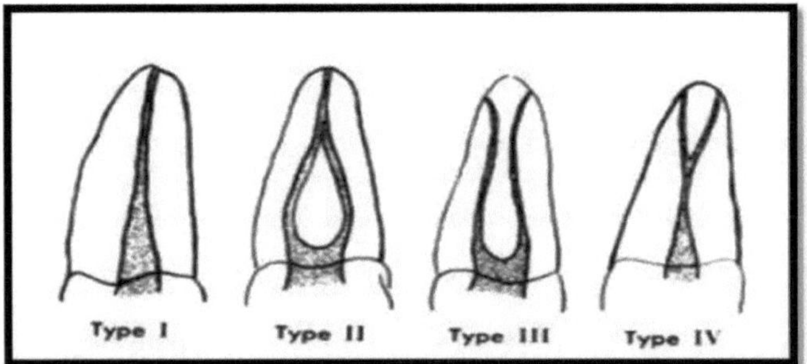

Figura 2.9 - Classificação de Weine da morfologia do canal radicular

A classificação baseia-se na terapia endodôntica, especificamente como registada em radiografias tiradas durante e após o tratamento endodôntico.

- Yoshioka e Villegas[29] em 2004 acrescentam o tipo V ao original

Classificação de Weine: (Fig-2.10)

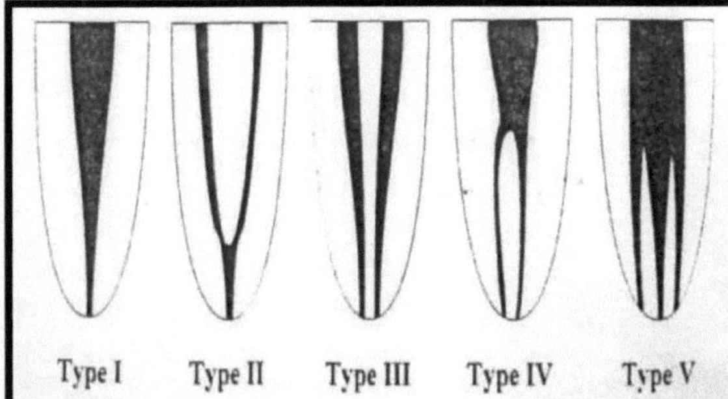

Figura 2.10 - Classificação de Yoshioka e Villegas

Tipo V - uma configuração de canal radicular com mais de dois canais que se ramificam do canal principal a mais de 3 mm do ápice definido como outro canal principal. Os restantes foram considerados canais acessórios.

ii) **Frank J. Vertucci[30] em 1984 classificou a configuração do canal radicular em oito tipos:** (Fig-2.11)

a) **Tipo I** - Um único canal estende-se desde a câmara pulpar até ao ápice.

b) **Tipo II** - Dois canais separados saem da câmara pulpar e juntam-se perto do ápice para formar um canal.

c) **Tipo III** - Um canal sai da câmara pulpar, divide-se em dois dentro da raiz e depois funde-se para sair como um único canal.

d) **Tipo IV** - Dois canais separados e distintos estendem-se desde a câmara pulpar até ao ápice.

e) **Tipo V** - Um canal deixa a câmara pulpar e divide-se a curta distância do ápice em dois canais separados e distintos com forames apicais separados.

f) **Tipo VI** - Dois canais separados saem da câmara pulpar, fundem-se no corpo da raiz e dividem-se novamente a curta distância do ápice como dois canais distintos.

g) **Tipo VII** - Um canal sai da câmara pulpar, divide-se e volta a juntar-se no interior do corpo da raiz e, por fim, divide-se em dois canais distintos a curta distância do ápice.

h) **Tipo VIII** - Três canais separados e distintos estendem-se desde a câmara pulpar até ao ápice.

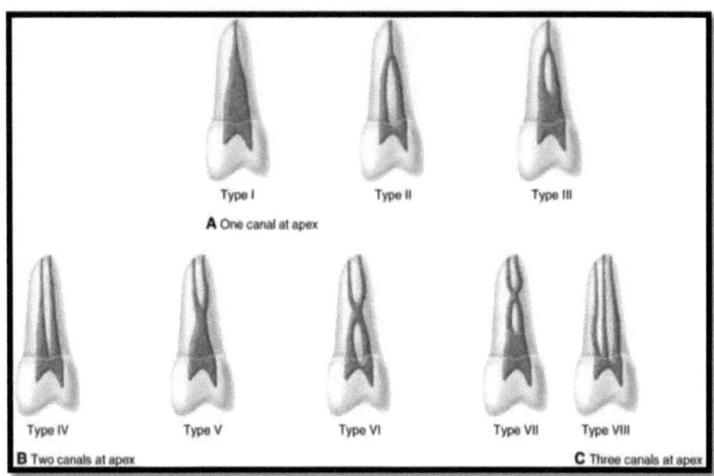

Figura 2.11- Classificação de Vertucci

iii) Tipo adicional de classificação Vertucci:

a) Gulabivala et al[31] em 2001 deram uma classe adicional à classificação original de Vertucci, de acordo com o número de orifícios, canais e forames apicais (Fig-2.12)

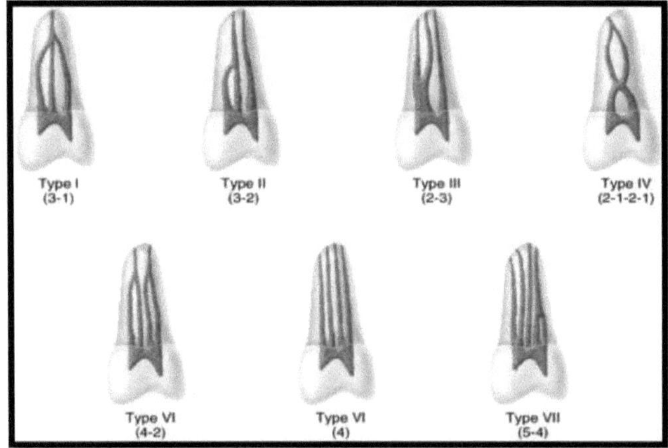

Figura 2.12- Classificação de Gulabivala

b) Sert e Bayirli[32] em 2001 relataram catorze novas configurações de canais radiculares, que não foram incluídas na classificação de Vertucci ou noutros sistemas de classificação (Fig. 2.13).

- **Tipo adicional (1-3)** (introduzido por Sert et al.): Um canal radicular deixa a câmara pulpar, que se separa em três ramos e termina em forames.
- **Tipo adicional (1-2-3-2)** (introduzido por Sert et al.): O canal radicular único sai da câmara pulpar e separa-se em dois canais radiculares distintos. Estes canais radiculares separam-se em três canais radiculares e terminam em dois forames.
- **Tipo adicional (1-2-3)** (introduzido por Peiris et al.): O canal radicular único deixa a câmara pulpar, separa-se em dois canais radiculares separados e termina em três forames.
- **Tipo adicional (3-1-2)** (introduzido por Peiris et al.): Três canais radiculares saem da câmara pulpar, juntam-se num único canal radicular e terminam em dois forames.
- **Tipo adicional (2-3-1)** (introduzido por Awawdeh e Al-Qudah): Dois canais radiculares saem da câmara pulpar, separam-se em três canais radiculares separados e terminam num único forame.
- **Tipo adicional (2-3-2)** (introduzido por Awawdeh e Al-Qudah): Dois canais radiculares saem da câmara pulpar, separam-se em três canais radiculares separados e terminam em dois forames.
- **Tipo adicional (3-2-1)** (introduzido por Awawdeh e Al-Qudah): Três canais radiculares saem da câmara pulpar, separam-se em dois canais radiculares separados e terminam num único forame.
- **Tipo adicional (3-2-3)** (introduzido por Awawdeh e Al-Qudah): Três canais radiculares saem da câmara pulpar, separam-se em dois canais radiculares separados e terminam em três forames.

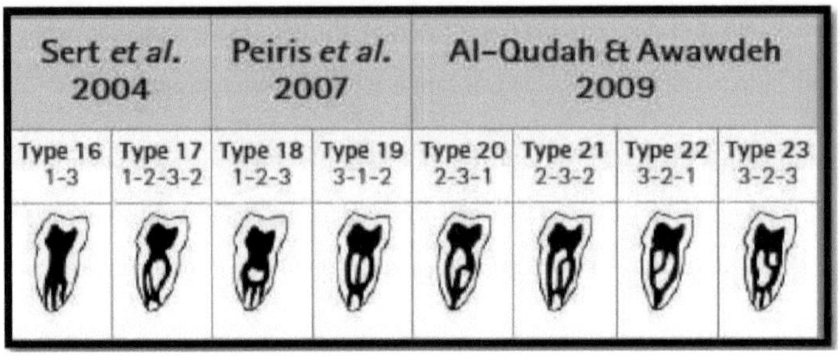

Sert *et al.* 2004		Peiris *et al.* 2007		Al-Qudah & Awawdeh 2009			
Type 16 1-3	Type 17 1-2-3-2	Type 18 1-2-3	Type 19 3-1-2	Type 20 2-3-1	Type 21 2-3-2	Type 22 3-2-1	Type 23 3-2-3

Figura 2.13- Classificação adicional

Cada canal radicular tem a sua própria forma individual; por conseguinte, são necessárias diretrizes na prática e na investigação endodôntica para simplificar a classificação, que são formuladas com base em 1. O número e a localização dos canais numa única raiz.

2. A forma transversal.

3. A curvatura ao longo do eixo longo dos canais radiculares.

A familiaridade com as curvaturas radiculares é essencial para testar instrumentos recentemente desenvolvidos e escolher o método de preparação do canal radicular adequado.

Várias curvaturas do canal radicular foram incorporadas em diferentes classificações.

33

As curvaturas dos canais radiculares foram classificadas por diferentes autores

A. Por Ingle e Taintor **(1980)** e Pucci e Reig **(1986).**

I. Curva apical.

II. Curva gradual.

III. Curva em forma de foice.

IV. Dilacerações.

V. Baioneta.

B. Classificação de Zidell (1987) dos sistemas de canais radiculares.

I. Curva severa.

II. Curva dilacerada.

III. Curva de baioneta.

IV. Bifurcação apical.

V. Curva apical.

VI. Canais adicionais.

VII. Canais laterais e acessórios.

C. **Classificação de Schneider (1986) -** com base no grau de curvatura dos canais radiculares principais. A sua medição é efectuada com um transferidor.

I. Fácil: rectas e curvas <5°

II. Média: curva >10° e <25°

III. Difícil: curva >25°

D. **De acordo com Weine, os canais curvos também são agrupados com base no seu grau de curvatura.**[28]

I. Curvaturas de 30° a 45°

II. Curvaturas de 45° a 60°

III. Curvaturas de 60° a 90°

IV. Curvaturas superiores a 90°

V. Canais curvos em forma de baioneta.

E. Backman et al **(1976) e Southard et al (1990)** classificaram os canais radiculares com base no "Quociente de Raio", que foi obtido dividindo um determinado ângulo pelas medidas do seu raio.

F. Dobo Nagy et al **(1971)** Revisaram uma classificação. Esta baseia-se no ângulo de Schneider e no raio do círculo que pode ser sobreposto à parte curva do canal radicular.

G. **A classificação matemática da forma do canal radicular, efectuada por** Csaba Dobo Nagy et al**. em 1995, é a seguinte**

I. Forma reta ou em "I".

II. Curva apical ou forma de "J".

III. Canal curvo a todo o comprimento ou em forma de "C".

IV. Forma multicurvada ou em "S".

DIAGNÓSTICO DO TERÇO APICAL

O exame radiográfico é um componente essencial em todos os aspectos do tratamento endodôntico, desde o diagnóstico e planeamento do tratamento até à avaliação dos resultados. A informação obtida a partir de filmes convencionais e radiografias periapicais digitais é limitada pelo facto de a anatomia tridimensional (3D) da área ser comprimida numa imagem bidimensional (2D). Como resultado da sobreposição, as radiografias periapicais revelam aspectos limitados da anatomia 3D. Além disso, também pode haver distorção geométrica das estruturas anatómicas fotografadas. Estes problemas podem ser ultrapassados utilizando técnicas de imagiologia de tomografia volumétrica de feixe cónico de pequeno volume (CBVT) que podem produzir imagens 3D de dentes individuais e dos tecidos circundantes. A CBVT pode ser particularmente útil no diagnóstico e planeamento do tratamento para cirurgia perirradicular. O termo tomografia computorizada de feixe cónico (CBCT) é frequentemente utilizado como sinónimo de CBVT.

A morfologia da raiz (forma, tamanho, curvatura, número de canais) pode ser visualizada em três dimensões. Os canais não identificados (e não tratados) em dentes obturados podem ser rotineiramente visualizados em cortes axiais. Recentemente, a CBVT tem sido utilizada para determinar a localização e a extensão de defeitos de reabsorção radicular externos invasivos. Os investigadores referiram que a relação do canal alveolar inferior com os ápices radiculares podia ser determinada em todos os casos quando se utilizava a TC médica, mas em menos de 40% dos casos quando se utilizava a radiografia convencional.[34]

CAPÍTULO 3

CONSIDERAÇÃO HISTOLÓGICA DO TERÇO APICAL

Quando a infeção se instala na polpa dentária, a propagação do processo só pode ser feita numa direção, através dos canais radiculares e para a região periapical. Assim, podem ocorrer várias reacções tecidulares, dependendo de várias circunstâncias, pelo que é importante conhecer a histologia normal do terço apical do canal radicular de um dente. O tratamento do canal radicular deve terminar na junção cimento-dentinária, que é melhor observada através de secções histológicas.[20]

* Junção cimento-dentinária [16]

A superfície da dentina sobre a qual o cemento é depositado é relativamente lisa nos dentes permanentes. A junção cimento-esmalte nos dentes decíduos, no entanto, é por vezes recortada. A fixação do cemento à dentina em ambos os casos é bastante firme, embora a natureza dessa fixação não seja totalmente compreendida.

A interface entre o cemento e a dentina é claramente visível em secções histológicas descalcificadas e coradas com o microscópio de luz. Nessas preparações, o cemento geralmente cora-se mais intensamente do que a dentina. Quando observada com o microscópio eletrónico, a junção cementodentinária não é tão distinta como quando observada com o microscópio de luz. No entanto, uma zona estreita de interface entre os dois tecidos pode ser detectada com o microscópio eletrónico. Em preparações descalcificadas, o cemento é mais denso em termos de electrões do que a dentina, e algumas das suas fibrilhas de colagénio estão dispostas em feixes relativamente distintos, enquanto as da dentina estão dispostas de forma algo aleatória. A junção CD é constituída por uma zona ampla que contém grandes quantidades de colagénio associado a glicosaminoglicanos como o sulfato de condroitina e o sulfato de dermatano, o que resulta num aumento do teor de água e contribui para a rigidez. Esta redução da sua propriedade mecânica ajuda-a a redistribuir as cargas oclusais para o osso alveolar.

As fibras cementárias misturam-se com as fibras dentinárias na junção CD mais no cemento celular do que no cemento acelular e ajudam na fixação à dentina, mas a presença de proteoglicanos é o principal fator nesta fixação.

Uma vez que as fibrilas de colagénio do cemento e da dentina se entrelaçam na sua interface de uma forma muito complexa, não é possível determinar com precisão quais as fibrilas que são de origem dentinária e quais as que são de origem cementária. Por vezes, a dentina está separada do cemento por uma zona conhecida como camada intermédia de cemento, que não apresenta caraterísticas nem da dentina nem do cemento. Como parece hialina (menos estrutura), também é conhecida como camada hialina. Essa camada é predominantemente observada nos dois terços apicais das raízes de molares e pré-molares e raramente é observada em incisivos ou dentes decíduos. Acredita-se que essa camada represente áreas onde as células da bainha epitelial de Hertwig ficam presas na dentina rapidamente depositada ou na matriz do cemento. A camada intermediária de cemento é considerada de origem dentinária. Não contém túbulos, mas espaços amplos que se pensa serem terminais alargados dos túbulos dentinários. Por vezes é uma camada contínua. Por vezes, encontra-se numa área isolada.

Alterações na localização da junção cimento-dentinária

O canal radicular está sujeito às mesmas alterações induzidas pela polpa que a câmara. O seu diâmetro torna-se mais estreito, inicialmente de forma rápida, à medida que o forame toma forma nos meses pós-eruptivos, mas com uma lentidão crescente assim que o ápice é definido. O diâmetro do canal tende a diminuir ligeiramente com a idade; factores irritantes, como a doença periodontal, podem causar uma maior constrição. De acordo com Orban, a forma do canal confirma, em grande medida, a forma da raiz. Alguns canais são redondos e afunilados, mas muitos são elípticos, largos e finos. Uma curva na extremidade da raiz significa quase invariavelmente que o canal segue essa curva. Meyer afirmou que "as raízes que são redondas e em forma de cone geralmente contêm apenas um canal, mas as raízes que são elípticas e têm superfícies planas ou côncavas têm mais frequentemente mais canais do que um". O forame pode mudar de forma e localização devido a influências funcionais no dente (por exemplo, pressão da língua, pressão oclusal e desvio mesial). O padrão que se desenvolve é o inverso das mudanças no osso alveolar ao redor do dente. A reabsorção do cemento ocorre na parede do forame mais distante da força e a aposição na parede mais próxima. O resultado líquido é um desvio do forame para longe do ápice verdadeiro. (Fig. 3.1)

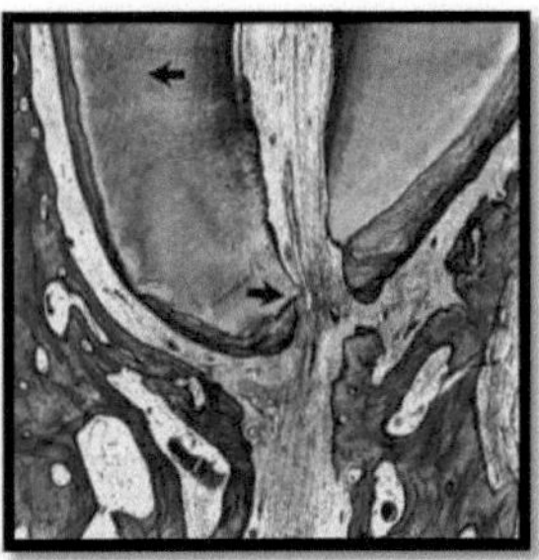

Figura 3.1- Desvio do forame apical como resultado da migração mesial do dente **(seta superior)**. A reabsorção selectiva e a aposição de cemento alteraram a posição do ápice, causando o estreitamento do terço apical do canal radicular por incrementos de dentina secundária e o alargamento do forame apical desde o seu menor diâmetro na junção dentinocementária **(seta inferior)** até ao seu maior diâmetro na superfície cementária.

- Canais acessórios

A comunicação entre a polpa e o ligamento periodontal não se limita à região apical. Os canais acessórios são encontrados em todos os níveis. Estudos de perfusão vascular têm demonstrado vividamente o quão numerosos e persistentes são esses tributários. Muitos, com o tempo, tornam-se selados por cemento e/ou dentina; no entanto, muitos permanecem viáveis. A maioria parece encontrar-se na metade apical da raiz. Estes geralmente passam diretamente do canal radicular para o ligamento periodontal. (Fig. 3.2)

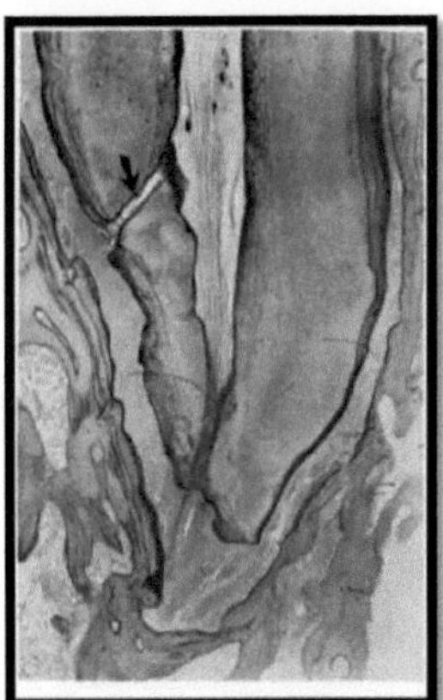

Figura 3.2- Forame acessório **(seta)** em dente anterior mandibular. Os forames acessórios geralmente estão localizados nos 2 a 3 mm apicais da raiz

Histologia da reabsorção radicular que conduz a um ápice aberto

O cemento e a cobertura de pré-dentina sobre a dentina são elementos essenciais na resistência da raiz dentária à reabsorção. Há muito que se sabe que os osteoclastos não aderem nem reabsorvem a matriz não mineralizada.

Os principais mediadores da ligação dos osteoclastos são os péptidos RGD que se ligam a cristais de sais de cálcio em superfícies mineralizadas. Como o aspeto mais externo do cemento é coberto por uma camada de cementoblastos sobre uma zona de cemento não mineralizado, não existe uma superfície que ofereça condições satisfatórias para a ligação dos osteoclastos. Internamente, a dentina é recoberta pela matriz de pré-dentina, que possui uma superfície orgânica semelhante.

Outra função da camada cementária está relacionada com a sua capacidade de inibir o movimento de toxinas, se presentes no espaço do canal radicular, para os tecidos periodontais circundantes. A consequência de um espaço do canal radicular infetado é, portanto, mais provável que seja a periodontite apical, uma vez que as toxinas só podem comunicar com os tecidos periodontais através do forame apical ou dos grandes canais acessórios. No entanto, se a camada cementária estiver perdida ou danificada, os estimuladores inflamatórios podem passar de um espaço pulpar infetado através dos túbulos dentinários para o ligamento periodontal circundante, o que, por sua vez, desencadeia uma resposta inflamatória. Uma vez que o cemento está perdido, esta resposta inflamatória resultará em reabsorção óssea e reabsorção radicular.

- Requisitos para a presença de reabsorção radicular

Devido aos efeitos inibitórios previamente descritos do pré-cemento orgânico e da pré-dentina, mesmo na presença de inflamação, uma raiz intacta é resistente à reabsorção. No entanto, se uma lesão remover ou alterar a pré-dentina (protetora) ou o pré-cimento, a inflamação da polpa ou do periodonto induzirá a reabsorção radicular com células clásticas multinucleadas semelhantes às observadas na reabsorção óssea.[36] Assim, para que ocorra a reabsorção radicular, duas coisas devem acontecer:

1. A perda ou alteração da camada protetora (pré-cemento ou predentina).
2. A inflamação deve ocorrer na superfície desprotegida da raiz.

1. Perda ou alteração da camada protetora

Os danos na camada protetora podem ocorrer quer diretamente, devido ao trauma de uma lesão dentária, quer indiretamente, quando ocorre uma resposta inflamatória em resultado de uma lesão dentária. A maioria das lesões traumáticas causa surpreendentemente poucos danos à camada cementária. Mesmo numa lesão por avulsão, o maior dano que ocorre é a rutura do ligamento periodontal. (Fig-3.3)

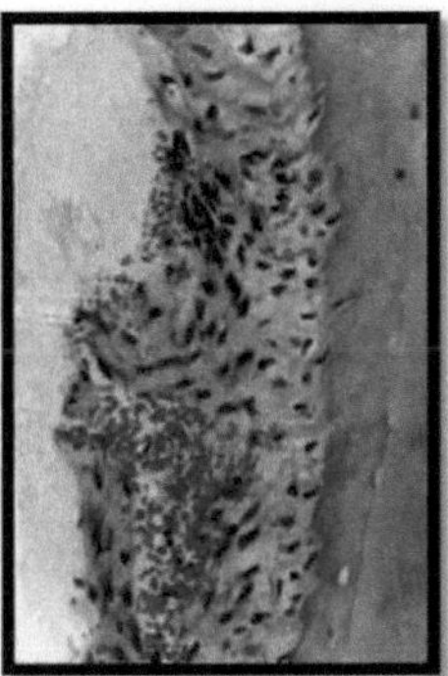

Figura 3.3 - Aparência histológica do aparelho de inserção de um dente recentemente avulsionado. O ligamento periodontal está rasgado, mas a superfície da raiz está intacta.

Com apenas um pequeno dano causado à camada cementária. Os danos físicos à camada cementária só ocorrerão nos pontos específicos em que a força do trauma empurrou o dente diretamente contra o alvéolo ósseo.[37] A única exceção a esta regra é uma lesão intrusiva, em que o forçamento da raiz cónica apicalmente num alvéolo de forma semelhante causará danos tremendos à camada protetora em toda a superfície da raiz.

A inflamação em reação à lesão traumática varia de acordo com o estímulo a que é exposta após a lesão, e tem o potencial de causar danos extensos à camada protetora. Por exemplo, o dano inicial ao cemento protetor após uma lesão por avulsão, como descrito acima, é limitado. No entanto, se se permitir que as células do ligamento periodontal que permanecem na raiz sequem antes da reimplantação, estas fornecerão o estímulo para uma resposta inflamatória em toda a superfície da raiz, o que, por sua vez, resulta em danos extensos na camada protetora.[37]

Pouco se sabe sobre as causas do dano protetor pré-dentinário. Na maioria dos casos, a polpa necrosa muito rapidamente, o que remove o suprimento sanguíneo para as células reabsorventes e, isso, por sua vez, protege a raiz contra a reabsorção extensa.[38] Portanto, como evidenciado pela incidência extremamente baixa de reabsorção radicular interna em dentes permanentes, as condições necessárias para criar uma polpa inflamada adjacente a uma superfície radicular danificada são extremamente raras.

2. A resposta inflamatória

- A *fase destrutiva.* A resposta inflamatória causada pela lesão dentária pode ser dividida em duas fases críticas. A primeira é a fase destrutiva, na qual ocorre uma reabsorção ativa entre as células secas e as células gigantes multinucleadas. (Fig. 3.4)

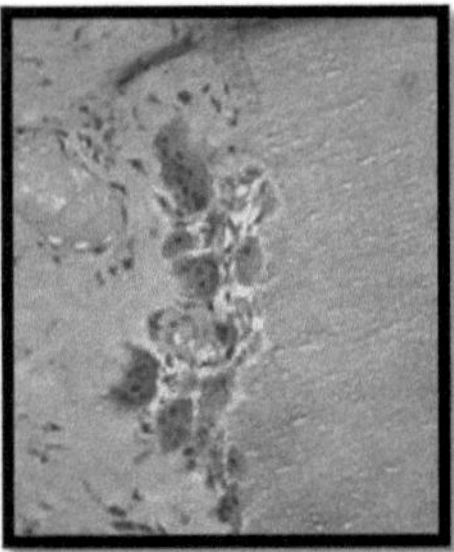

Figura 3.4 - Aspeto histológico das células gigantes multinucleadas a reabsorver a raiz

Esta destruição continuará enquanto houver um estímulo que permita o desenvolvimento da inflamação. Na maioria dos casos, as condições necessárias para a criação do estímulo devem-se quer a danos mecânicos na superfície da raiz, quer a materiais estranhos ou bactérias apanhados no local do acidente na superfície da raiz; por conseguinte, o estímulo só pode existir durante um curto período de tempo. Por conseguinte, a cicatrização efetuar-se-á sem intervenção do dentista. No entanto, se o estímulo inflamatório for de longa duração, a reabsorção radicular destrutiva continuará até que não reste qualquer estrutura radicular ou o estímulo seja removido pela intervenção do dentista. A fase destrutiva da reabsorção radicular é diagnosticada principalmente pela aparência radiolúcida da raiz e do osso adjacente nas radiografias. (Fig-3.5)

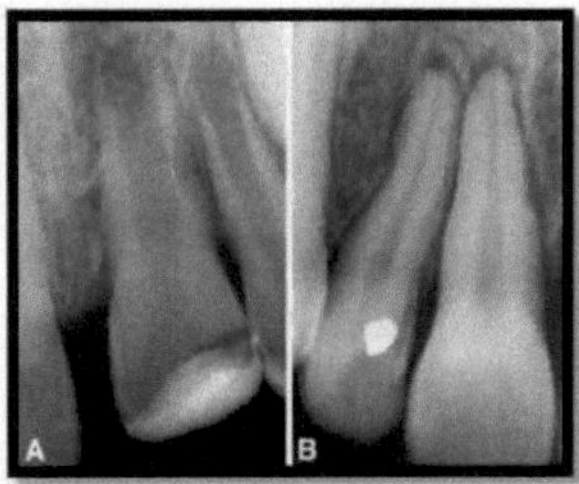

Figura 3.5 - Aspeto radiográfico da reabsorção radicular na fase destrutiva. Observe as radiolucências na raiz e no osso. (B. Cortesia dos Drs. J. O. e F. Andreasen)

CAPÍTULO 4

DETERMINAÇÃO DO COMPRIMENTO DE TRABALHO

A determinação de um comprimento de trabalho exato é um dos passos mais críticos da terapia endodôntica. A limpeza, a moldagem e a obturação do sistema de canais radiculares não podem ser realizadas com exatidão se o comprimento de trabalho não for determinado com precisão. O sucesso exige a determinação exacta do comprimento de trabalho e o seu cumprimento rigoroso para obter boas condições de cicatrização.[20]

- O limite da terminação apical envolve 2 critérios-

1. **Comprimento de trabalho -** O comprimento de trabalho pode **ser** definido como "a distância de um ponto de referência coronal ao ponto em que a preparação do canal e a obturação devem terminar". (Associação Americana de Endodontia 1998)

2. **Largura de trabalho -** É a dimensão horizontal inicial e pós-instrumental do sistema de canais radiculares no comprimento de trabalho e noutros níveis.

Comprimento de trabalho

Antes de determinar um comprimento de trabalho definitivo, o acesso coronal à câmara pulpar deve proporcionar um percurso em linha reta até ao orifício do canal. Podem ser necessárias modificações na preparação do acesso para permitir que o instrumento penetre, sem impedimentos, até à constrição apical.[20]

- Conceito de terminação apical por diferentes autores

1. O estudo *de Kuttler* que identificou um diâmetro mais pequeno ou constrição apical como o ponto onde a preparação do canal deve terminar e onde a deposição de tecido calcificado é mais desejável.

2. Taylor, em 1988, assinalou um ponto estreito no nível apical chamado "Diâmetro menor" que ele acreditava corresponder histologicamente à junção cemento-dentinária.

3. Langeland sugere o término da obturação na constrição apical que é curta em relação ao ápice, radiográfica ou anatómica.

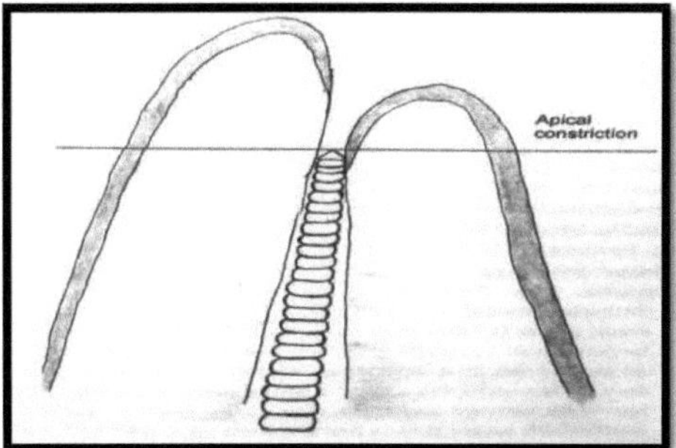

Figura 4.1 - Ponto de terminação do canal radicular.

4. Strindberg, em 1956, sugeriu um modelo para estudos de prognóstico clínico/radiológico e concluiu que a maior taxa de sucesso em endodontia era obtida quando a obturação terminava 1 mm antes do ápice radiográfico.[10]

A perda do comprimento de trabalho durante a limpeza e a moldagem pode ser um erro de procedimento frustrante. Uma vez estabelecida a restrição apical, é extremamente importante monitorizar o comprimento de trabalho periodicamente, uma vez que o comprimento de trabalho pode mudar à medida que um canal curvo é endireitado. A perda pode

também pode estar relacionado com a acumulação de detritos dentinários e pulpares nos 2 a 3 mm apicais do canal ou com outros factores, tais como não manter a patência do forame, saltar tamanhos de instrumentos ou não irrigar adequadamente o terço apical.

A incapacidade de determinar e manter com exatidão o comprimento de trabalho pode resultar num comprimento demasiado longo e levar à perfuração através da constrição apical. A destruição da constrição pode levar a um enchimento excessivo ou a uma sobreextensão e a um aumento da incidência de dor pós-operatória. Além disso, é de esperar um período de cicatrização prolongado e uma taxa de sucesso inferior devido à regeneração incompleta do cemento, do ligamento periodontal e do osso alveolar.[10]

A incapacidade de determinar e manter o comprimento de trabalho com exatidão também pode levar a uma moldagem e limpeza aquém da constrição apical. A limpeza incompleta e o enchimento insuficiente podem causar desconforto persistente, frequentemente associado a um selamento apical incompleto. Além disso, pode ocorrer uma fuga apical para o espaço não limpo e não preenchido a seguir à constrição apical. Esta fuga suporta a existência contínua de bactérias viáveis e contribui para uma lesão perirradicular contínua e uma taxa de sucesso reduzida.[10]

A PERDA DE COMPRIMENTO DE TRABALHO PODE DEVER-SE A

1. Acumulação de detritos nos 2-3 mm apicais do canal
2. Não manutenção da patência do forame
3. Saltar tamanhos de instrumentos
4. Não irrigação eficaz do 1/3 apical [rd]
5. Formação de bordos
6. Separação de instrumentos
7. Bloqueio do canal
8. Curvatura do canal

Parar os anexos

Estão disponíveis vários tipos de batentes, por exemplo, o batente mecânico Krueger para instrumentos de cabo longo e o batente Nygaard-Ostby para instrumentos de cabo curto. [th]Pequenos quadrados de folhas de Rubber Dam, discos de borracha ou de cortiça foram também utilizados como batentes no início do século XX (Grossman). Entre os mais baratos e mais simples de utilizar encontram-se os batentes de borracha de silicone. (Fig. 4.2) Várias marcas de instrumentos são agora fornecidas com os batentes já colocados na haste. Os batentes de borracha especiais, em forma de lágrima ou marcados, podem ser posicionados de modo a alinharem-se com a direção da curva colocada num instrumento de aço inoxidável pré-cortado (Ingle).

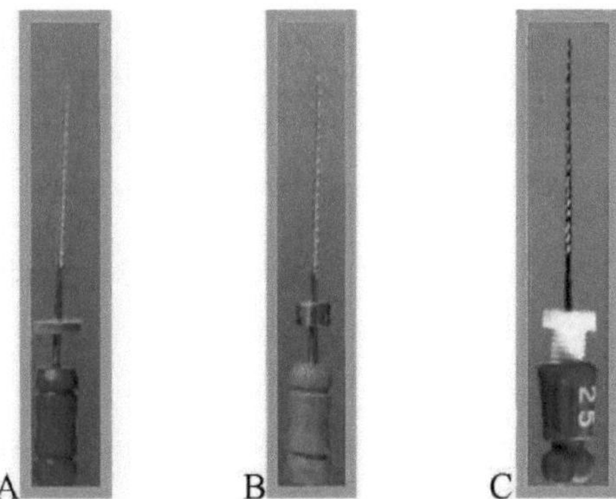

Figura 4.2 - A; Silicone B; Metal C; Plástico

O ajuste do comprimento dos acessórios de paragem deve ser efectuado contra o bordo de uma régua métrica esterilizada ou de um calibre fabricado especificamente para Endodontia. (Fig. 4.3)

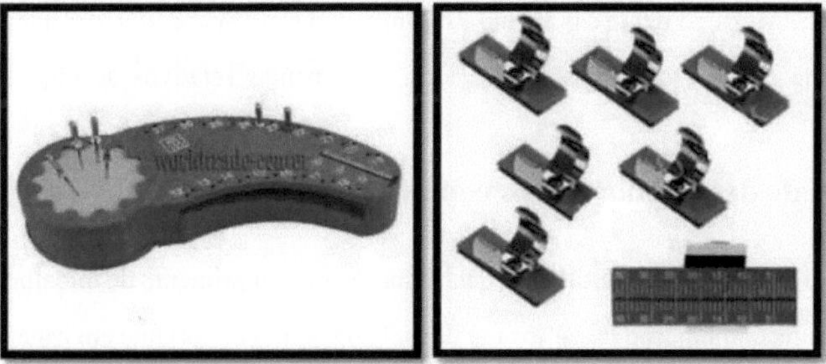

Figura 4.3- Endoblock e régua metálica

Foram desenvolvidos dispositivos que ajudam a ajustar os batentes de borracha dos instrumentos. É fundamental que a fixação do batente seja perpendicular e não oblíqua ao eixo do instrumento. (Fig. 4.4)

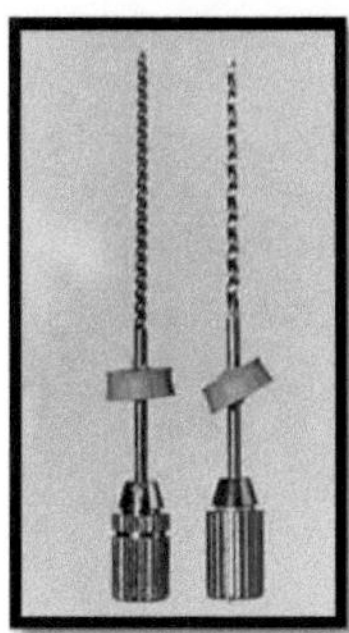

Figura 4.4 - Fixação do batente

Existem várias limitações à utilização de batentes de borracha. Não só é demorado, como os batentes de borracha podem deslocar-se para cima ou para baixo no eixo, o que pode levar a uma preparação curta ou para além da constrição apical.

O médico deve desenvolver uma imagem mental da posição do batente de borracha no eixo do instrumento em relação à base da pega. Qualquer movimento a partir dessa posição deve ser imediatamente detectado e corrigido. Também se deve desenvolver o hábito de olhar diretamente para o batente de borracha onde este se encontra com o ponto de referência no dente. É também essencial registar o ponto de referência e o comprimento de trabalho de cada instrumento na ficha do doente.

Foram desenvolvidos instrumentos com anéis de marcação milimétrica gravados ou ranhurados na haste do instrumento. Estes actuam como uma régua incorporada com as marcações colocadas a 18, 19, 20, 22 e 24 mm. Com estes anéis de marcação, o melhor ponto de referência coronal no dente é o ângulo cavo-incisal ou cavo-oclusal. Estes anéis de marcação são necessários quando são utilizados instrumentos rotativos de níquel-titânio.[39]

Métodos de determinação dos comprimentos de trabalho:

Para obter o maior grau de exatidão na determinação do comprimento de trabalho, deve ser utilizada uma combinação de vários métodos. Isto é muito importante em canais para os quais a determinação do comprimento de trabalho é difícil. Os métodos mais comuns são

a) Sentido tátil digital.

b) Métodos radiográficos.

c) Métodos electrónicos.

d) Sensibilidade periodontal apical.

e) Medições de pontos de papel.

f) Métodos radiográficos avançados (CBCT).

De facto, é difícil localizar a constrição apical ou o forame apical, quer clínica quer radiograficamente. Embora 0,5 a 1 mm aquém do ápice radiográfico seja habitualmente utilizado como ponto de terminação, isto é apenas uma estimativa.[39]

Os métodos radiográficos mostram -

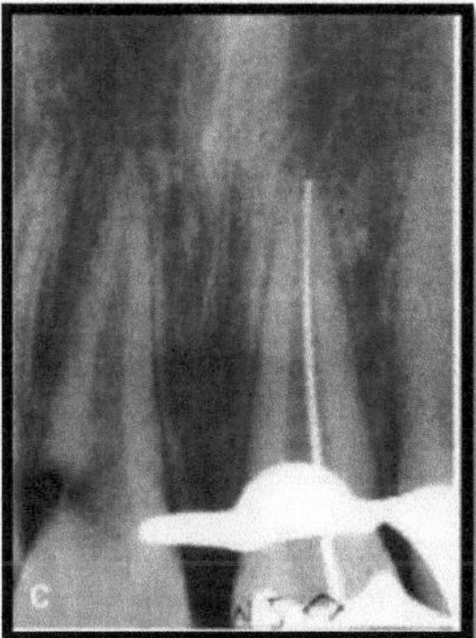

Figura 4.5- Determinação radiográfica do comprimento de trabalho

a) Anatomia do dente.

b) Relação entre o dente adjacente e as estruturas anatómicas.

c) Curvaturas do canal.

- Desvantagens-

a) Imagem bidimensional de um objeto tridimensional, o que torna difícil interpretar se o forame apical sai por vestibular ou por lingual.
b) Varia consoante o observador.
c) Erros de projeção.
d) Sobreposição de estruturas anatómicas.
e) Risco de exposição a radiações.
f) Demora muito tempo.
g) Precisão limitada.

Exatidão:

a) A exatidão depende da técnica radiográfica utilizada. Forsberg demonstrou que a técnica de paralelismo era "significativamente mais fiável" do que a técnica do ângulo de bissecção.[40]
b) Um grupo do Exército dos EUA, no entanto, descobriu que a técnica de

paralelismo era absolutamente precisa apenas 82% das vezes.[41] Von der Lehr e Marsh foram precisos em dentes anteriores em 89% das vezes.[42] O paralelismo ainda aumenta o comprimento real do dente em 5,4%.[43]

c) A determinação radiográfica do WL, utilizando apenas películas convencionais, é exacta em menos de 90% das vezes.[41,42,44]

d) Como Olson et al. salientaram, 82 a 89% de precisão não é 100%, pelo que recomendaram métodos de apoio, como a sensação tátil, a humidade na ponta de uma ponta de papel ou localizadores electrónicos do vértice.[42]

1) Determinação do comprimento de trabalho por radiografia digital direta ou xeroradiografia

Não é claro se a radiografia digital é atualmente uma melhoria em relação às películas convencionais no que diz respeito à precisão da determinação do comprimento de trabalho.[45] De facto, foram comunicados resultados inferiores[46] bem como superiores[47-,48] para os sistemas de placas de fósforo. A radiovisiografia baseada em sensores teve um desempenho semelhante ao das películas no que respeita à exatidão em alguns estudos[49-51] , mas recentemente demonstrou ser superior.[52] Por outro lado, a obtenção rápida de imagens e a redução da radiação por estas técnicas representam um avanço significativo na radiografia dentária.

2) Determinação do comprimento de trabalho através do sentido tátil digital

Se a parte coronal do canal não estiver apertada, um clínico experiente pode detetar um aumento da resistência à medida que a lima se aproxima dos 2 a 3 mm apicais. Esta direção é obtida através do sentido tátil.[39]

Seidberg et al. relataram uma precisão de apenas 64% utilizando o sentido tátil digital.[53] Se o canal fosse previamente alargado, era possível a um perito detetar a constrição apical em cerca de 75% dos casos.[54] Se os canais não estivessem pré-flameados, a determinação da constrição apical por sensação tátil era possível apenas em cerca de um terço dos casos.[39]

Todos os clínicos devem estar cientes de que este método, por si só, é frequentemente inexato. É ineficaz em canais radiculares com um ápice imaturo e é altamente impreciso se o canal estiver apertado em todo o seu comprimento ou se o canal tiver uma curvatura excessiva. Este método deve ser considerado como um complemento às radiografias do comprimento de trabalho e/ou a um localizador apical.[39]

- Modificação do método tátil para a determinação do comprimento do canal em dentes com ápices abertos

Os ápices abertos colocam muitas dificuldades aos métodos actuais de determinação do comprimento do canal. Os métodos radiográficos, conhecidos pelas suas dificuldades de interpretação inerentes, são ainda mais difíceis em ápices abertos, onde as paredes dentinárias terminam frequentemente em níveis diferentes e têm margens irregulares. O objetivo do Método Táctil é sondar circunferencialmente as paredes dentinárias com a ponta dobrada da lima para determinar o comprimento da parede dentinária mais curta. Foi utilizada uma lima K tamanho 25 curvada e dobrada na ponta, como descrito. A ponta curvada foi colocada contra uma parede dentinária no canal radicular e deslocada apicalmente até encaixar no bordo da parede dentinária no ápice. O anel de silicone foi ajustado para um ponto de referência coronal e a lima foi então rodada para desencaixar a ponta dobrada. O mesmo procedimento foi repetido para sondar circunferencialmente todas as paredes dentinárias. (Fig. 4.6)

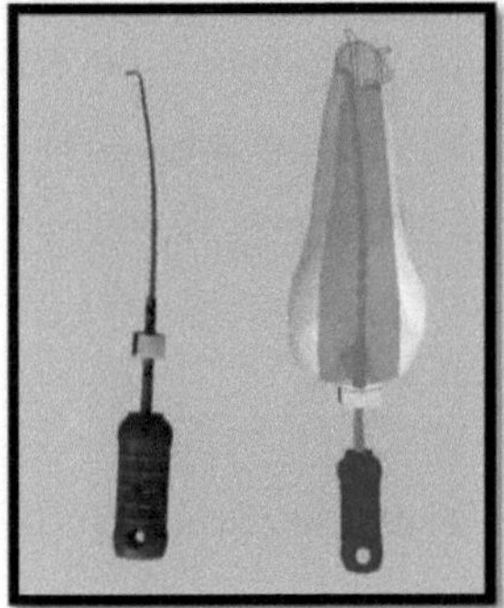

Figura 4.6-Apresentação **esquemática** do Método Táctil e do ficheiro de medição.

A precisão do método tátil numa gama de 0,5 mm é de 97,7%.[55]

3) Determinação do comprimento de trabalho pela sensibilidade periodontal apical

Qualquer método de determinação do comprimento de trabalho, baseado na reação do doente à dor, não corresponde ao método ideal de determinação do comprimento de trabalho. A determinação do comprimento de trabalho deve ser indolor.

À medida que o instrumento é avançado no canal em direção ao tecido inflamado, a pressão hidrostática desenvolvida no interior do canal pode causar dor instantânea moderada a grave. No início da dor, a ponta do instrumento pode ainda estar a vários milímetros da constrição apical. Quando a dor é infligida desta forma, o médico obtém pouca informação útil e a confiança do doente é consideravelmente afetada.[39] (Fig. 4.7)

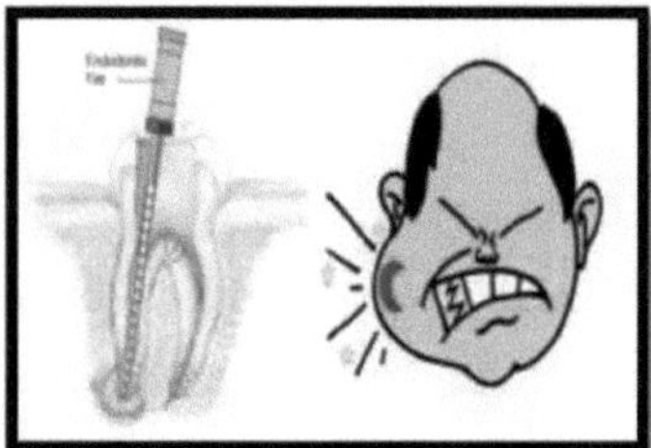

Figura 4.7- Comprimento de trabalho por sensibilidade periodontal apical.

No entanto, quando o conteúdo do canal está totalmente necrótico, a passagem de um instrumento para o canal e para além da constrição apical pode provocar apenas uma ligeira sensibilização ou, possivelmente, nenhuma reação. Esta última situação é comum quando está presente uma lesão perirradicular, porque o tecido não é ricamente inervado. Por outro lado, Langeland et al[56] relataram que o tecido pulpar vital com nervos e vasos pode permanecer na parte mais apical do canal principal, mesmo na presença de uma grande lesão periapical. Finalmente, a passagem de uma lima através do conteúdo necrótico do canal pode inocular aparas de dentina contaminadas com bactérias nos tecidos periapicais, apoiando ou causando assim a periodontite apical.[57]

4) Determinação do comprimento de trabalho através da medição do ponto de papel

Num canal radicular com um ápice imaturo (bem aberto) e com a constrição apical perdida devido à reabsorção, o meio mais fiável de determinar o comprimento de trabalho é passar suavemente a extremidade romba de uma ponta de papel no canal após ter sido obtida uma anestesia profunda. A humidade ou sangue na parte da ponta de papel que passa para além do ápice pode ser uma estimativa do comprimento de trabalho ou da junção entre o ápice da raiz e o osso. (Fig. 4.8) Nos casos em que a constrição apical se perdeu devido a reabsorção ou perfuração, e em que não há hemorragia livre ou supuração no canal, a humidade ou o sangue na ponta de papel é uma estimativa da quantidade de excesso de extensão do preparo. Este método de medição do ponto de papel é um método suplementar.

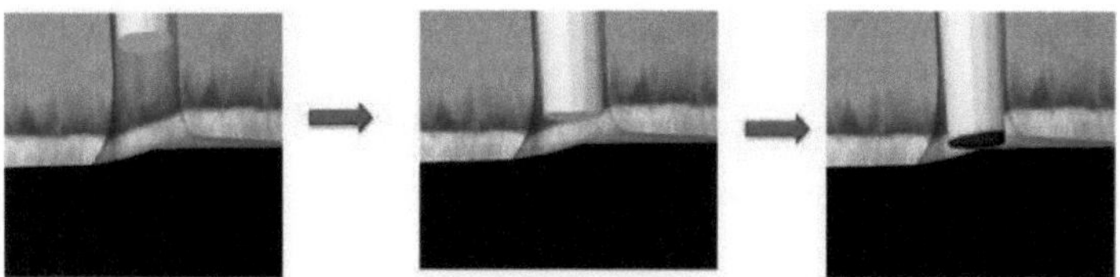

Figura 4.8 - Comprimento de trabalho por medição do ponto de papel

Recentemente, foi acrescentada uma nova dimensão aos pontos de papel através da adição de marcações milimétricas. Estes pontos de papel têm marcações a 18, 19, 20, 22 e 24 mm da ponta e podem ser utilizados para estimar o ponto em que o ponto de papel passa para fora do ápice. Estes pontos de papel foram concebidos para assegurar que são inseridos totalmente na constrição apical. A precisão destas marcações deve ser verificada na régua milimétrica.[39] **5) Determinação do comprimento de trabalho por via eletrónica.**

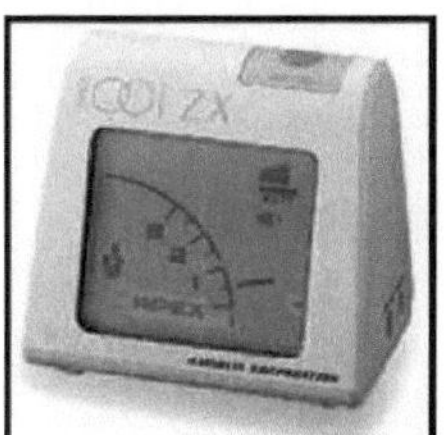

As radiografias são apenas imagens bidimensionais de um objeto tridimensional e podem não revelar de forma consistente o portal exato de saída no ápice. O desenvolvimento do localizador apical eletrónico ajudou a tornar a avaliação do comprimento de trabalho mais precisa e previsível (Fouad & Reid 2000).

Os localizadores apicais electrónicos (EALs) são particularmente úteis quando a porção apical do sistema de canais é obscurecida por certas estruturas anatómicas, tais como dentes impactados, toros, arco zigomático, densidade óssea excessiva, raízes sobrepostas ou abóbadas palatinas rasas. De facto, as EALs estão atualmente a ser utilizadas para determinar o comprimento de trabalho como um complemento importante da radiografia. As EALs ajudam a reduzir o tempo de tratamento e a dose de radiação, que pode ser mais elevada com as medições radiográficas convencionais.

Nos últimos anos, os dispositivos electrónicos de medição do comprimento passaram a ser utilizados com frequência para a determinação da terminação do canal radicular e parecem ser ferramentas valiosas para evitar o excesso de instrumentos. Foram apresentados aparelhos disponíveis no mercado, capazes de analisar vários valores de impedância em diferentes frequências simultâneas,

1) No estudo in vitro, o localizador apical de terceira geração (Root ZX) teve uma exatidão de 96% com uma precisão de +/-0,5 mm do forame apical.[59]

2) Os fabricantes de modelos mais recentes afirmam a capacidade dos seus localizadores apicais funcionarem tanto em condições secas como húmidas, incluindo na presença de sangue, tecido pulpar e irrigantes endodônticos comuns. Embora estas afirmações tenham agora demonstrado que a exatidão se situa entre 83 e 96%.[60-62]

3) Foi demonstrado que a pré-explosão aumenta a exatidão da EAL.[63,64]

No entanto, o desempenho destes dispositivos é limitado por obstruções do canal, como a mineralização intracanal e os bloqueios iatrogénicos por aparas dentárias e bordos.

Ponto de terminação com diferentes estados pulpares

- **Ponto final com uma polpa vital:**

Com uma pulpite irreversível (polpa vital), as bactérias (se presentes) estão normalmente limitadas à câmara instrumentação feita apicalmente para remover o tecido não infetado e para moldar o canal.[23]

Para estes casos, o ponto favorável para terminar a instrumentação e formar um batente apical parece ser 2 a 3 mm mais curto do que 0 a 2 mm do ápice (Davis 1922).[58] Ninguém tem defendido a instrumentação excessiva em casos de polpa vital.[65]

- **Ponto de terminação dos canais infectados:**

Os canais infectados são provavelmente diferentes dos dentes com polpa vital. Para além da remoção do tecido necrótico e dos detritos, um objetivo importante é reduzir ou eliminar as bactérias. O melhor sucesso no tratamento de dentes com polpas necróticas foi registado quando o tratamento do canal radicular foi terminado a 2 mm do ápice da radiografia (0 a 2 mm) para canais infectados com patose apical visível.[23]

Alguns autores preferem fazer a instrumentação periapical para facilitar a remoção da dentina necrótica e do cemento.[65]

- **Ponto final para o recuo:**

Embora a instrumentação até ao forame apical seja sugerida para alguns casos de insucesso, normalmente o batente apical deve ser criado 1 a 2 mm antes do forame apical para confinar os instrumentos irrigantes e obturadores ao espaço do canal.

O ponto de terminação apical do procedimento de tratamento do canal radicular parece ser uma influência importante no resultado do tratamento.[23]

<u>MODIFICAÇÃO DO WEINE</u>

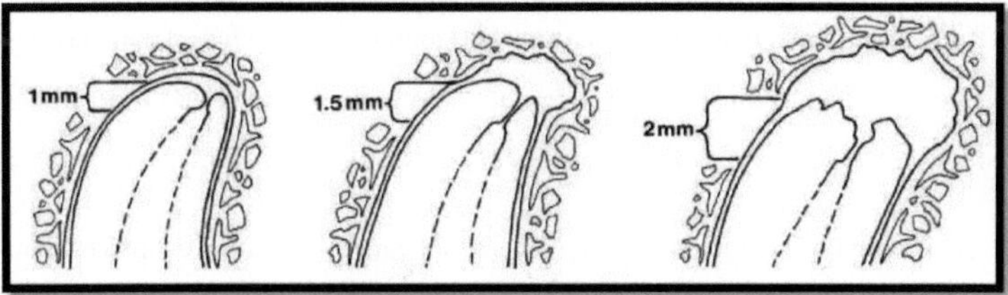

Figura 4.9 - Modificação de Weine

A. Se não houver reabsorção radicular ou óssea, a preparação deve terminar a 1,0 mm do forame apical.

B. Se a reabsorção óssea for aparente mas não houver reabsorção radicular, encurtar o comprimento em 1,5 mm.

C. Se a reabsorção radicular e óssea for aparente, encurtar o comprimento em 2,0 mm.

CAPÍTULO 5

DETERMINAÇÃO DA LARGURA DE TRABALHO

Muitos estudos demonstraram que as técnicas de limpeza e moldagem endodônticas amplamente aceites são inadequadas. Haga[66] descobriu que a preparação mecânica do canal radicular para dois tamanhos maiores do que o original ainda não era adequada. Gutierrez e Garcia[67] demonstraram que, frequentemente, os canais são limpos de forma incorrecta. Atribuíram esta instrumentação inadequada ao facto de o diâmetro do canal radicular ser maior do que o calibre do instrumento utilizado em cada caso particular. Esse achado sugere que cada canal deve ser calibrado independentemente antes da instrumentação, para que se possa obter um preparo adequado. O estudo histológico de Walton[68] mostrou que os canais que foram instrumentados com três tamanhos maiores ainda não estavam completamente limpos. Investigações recentes in vitro[69] concluíram que os instrumentos rotativos de aço inoxidável e de níquel-titânio (NiTi) não eram capazes de limpar satisfatoriamente os canais radiculares. Na ausência de um estudo que defina qual é a largura original e as dimensões horizontais otimamente preparadas dos canais, os clínicos estão a tomar decisões de tratamento sem qualquer apoio de provas científicas.

A dimensão horizontal do sistema de canais radiculares não é apenas mais complicada do que a dimensão vertical (comprimento do canal radicular ou comprimento de trabalho), mas também mais difícil de investigar, porque a dimensão horizontal varia muito em cada nível vertical do canal. As radiografias clínicas de rotina podem induzir os clínicos em erro, levando-os a fazer um plano diferente para limpar o sistema de canais radiculares. Infelizmente, esta área de informação crítica não foi investigada exaustivamente. Alguns clínicos podem ainda ter a impressão de que todos os canais radiculares têm uma forma redonda devido a este tipo de radiografias (Fig. 5.1, 5.2). Estudos recentes relataram uma elevada prevalência de canais radiculares ovais em dentes humanos.[70] Secções transversais de 90% dos canais mesiovestibulares dos primeiros molares superiores foram consideradas ovais ou planas.[70]

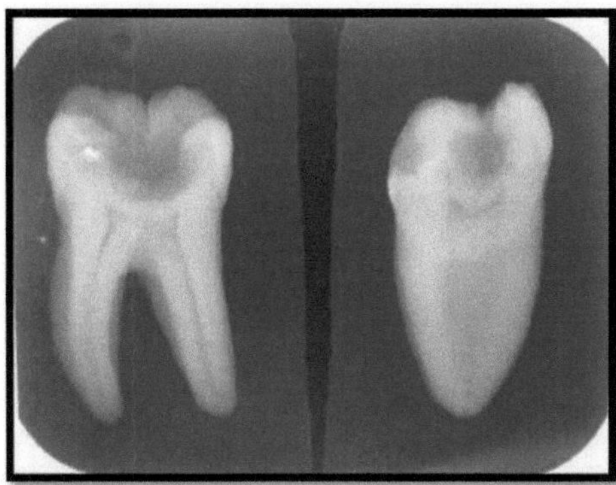

Figura 5.1 - A radiografia dirigida mesiodistalmente indica um canal radicular distal achatado num primeiro molar inferior. No mesmo dente, a direção faciolingual da radiografia de rotina dá a impressão de um canal distal de forma arredondada.

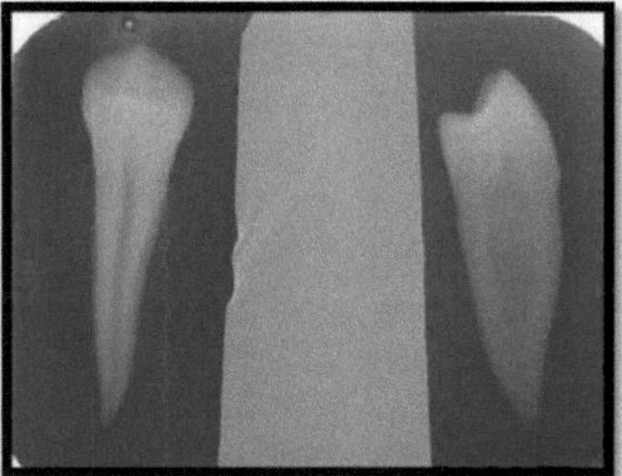

Figura 5.2- A direção faciolingual da radiografia de rotina dá a impressão de um canal de forma redonda num primeiro pré-molar inferior. A radiografia direcionada mesiodistalmente indica um canal radicular achatado no mesmo dente.

Definição de largura de trabalho

As dimensões horizontais iniciais e pós-instrumentação do sistema de canais radiculares no comprimento de trabalho e noutros níveis são apresentadas na Caixa 1

Box 1. Definitions of the working width

MinIWW(N)	Minimal initial horizontal dimension N mm short of working length
MinIWW0	Minimal initial horizontal dimension at working length
MinIWW1	Minimal initial horizontal dimension 1 mm short of working length
MinIWW2	Minimal initial horizontal dimension 2 mm short of working length
MaxIWW(N)	Maximal initial horizontal dimension N mm short of working length
MaxIWW0	Maximal initial horizontal dimension at working length
MaxIWW1	Maximal initial horizontal dimension 1 mm short of working length
MaxIWW2	Maximal initial horizontal dimension 2 mm short of working length
MinFWW(N)	Minimal final horizontal dimension N mm short of working length
MinFWW0	Minimal final horizontal dimension at working length
MinFWW1	Minimal final horizontal dimension 1 mm short of working length
MinFWW2	Minimal final horizontal dimension 2 mm short of working length
MaxFWW(N)	Maximal final horizontal dimension N mm short of working length
MaxFWW0	Maximal final horizontal dimension at working length
MaxFWW1	Maximal final horizontal dimension 1 mm short of working length
MaxFWW2	Maximal final horizontal dimension 2 mm short of working length

Num canal relativamente redondo, a dimensão horizontal inicial menor e a dimensão horizontal inicial maior são aproximadamente as mesmas.

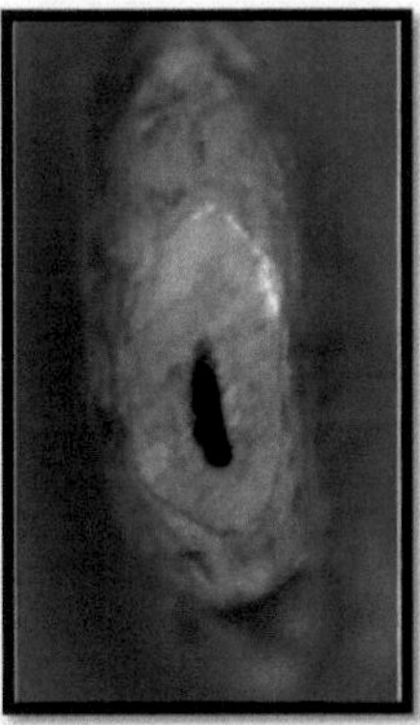

Figura 5.3- Secção transversal de um primeiro pré-molar inferior, indicando um canal radicular oval longo e irregular. No mesmo dente, a direção faciolingual da radiografia de rotina pode ser erradamente reconhecida como um canal de forma redonda, porque uma radiografia dirigida mesiodistalmente raramente está disponível clinicamente.

Num canal oval, oval longo ou plano, como se mostra na Caixa 2, as dimensões horizontais iniciais máximas (MaxIWW) podem ser várias vezes maiores do que a dimensão inicial mínima (MinIWW) em diferentes níveis do canal.

Box 2. Current descriptions of the horizontal dimensions (cross-sections) of the root canal

1. **Round (circular):** MaxIWW equals MinIWW
2. **Oval:** MaxIWW is greater than MinIWW (up to two times more)
3. **Long oval:** MaxIWW is two or more times greater than MinIWW (up to four times more)
4. **Flattened (flat, ribbon):** MaxIWW is four or more times greater than MinIWW
5. **Irregular:** cannot be defined by 1–4

Por exemplo, numa cúspide maxilar, o MinIWW no comprimento de trabalho (MinIWW0) pode ser o mesmo que o MaxIWW no comprimento de trabalho (MaxIWW0). Mas a 12 mm do comprimento de trabalho, o seu MaxIWW12 é provavelmente três a quatro vezes maior que o MinIWW12. Isto deve-se ao facto de, a esse nível, a secção transversal de uma cúspide ser frequentemente uma forma de canal oval longa ou plana. Após a instrumentação do canal radicular, a dimensão horizontal final mínima no comprimento de trabalho (MinFWW0) pode não ser diferente da dimensão horizontal final máxima no comprimento de trabalho (MaxFWW0) se não houver transporte significativo. No entanto, ao nível de 12 mm a menos do comprimento de trabalho, a relação entre MinFWW12 e MaxFWW12 pode ser alterada pela preparação mecânica do canal. Em geral, há uma prevalência de 25% de canais ovais longos no terço apical e, em alguns grupos de dentes, a prevalência é maior que 50%.[71] Ao nível de 5mm do comprimento de trabalho, em dentes humanos, é comum a presença de canais longos-ovais, onde o MaxIWW5 é duas a quatro vezes maior que o MinIWW5.[71]

- Determinação da largura de trabalho inicial no comprimento de trabalho (determinação da lima apical inicial - estimativa do diâmetro inicial do canal)

Durante a limpeza e moldagem do sistema de canais radiculares, o clínico deve determinar três parâmetros críticos. Estes são o comprimento do canal, a conicidade da preparação e a dimensão horizontal da preparação na sua extensão mais apical, também referida como o tamanho inicial da lima apical. Um método comum para decidir o tamanho da preparação apical é determinar primeiro o diâmetro do canal pré-operatório, passando instrumentos consecutivamente maiores para o comprimento de trabalho até que um se una. Esta estimativa inicial da lima apical é referida como a determinação deMinIWW0. Em alguns manuais, o tamanho da lima apical principal (MaxFWW0) é então sugerido como sendo três tamanhos de lima da Organização Internacional de Normalização (ISO) maiores do que a lima de ligação inicial (Tabela 1). Os clínicos e investigadores começaram a questionar se a primeira lima a ligar corresponde ao diâmetro apical do canal. Estudos recentes sugerem que a primeira lima K e o primeiro instrumento LightSpeed (LightSpeed Technology, San Antonio, Texas) que ligaram no comprimento de trabalho não reflectiram com precisão o diâmetro do canal apical.[69,72,,73,74] A imprecisão e a discrepância podem resultar de vários factores morfológicos e processuais, como a forma do canal, o comprimento do canal, a curvatura do canal, o conteúdo do canal, a interferência coronal e o instrumento utilizado para estimar ou medir o MinIWW0 e o MaxIWW0.

Table 1
Current concepts and guidelines determine the minimal final working width at working length from different publications

Tooth	Author and references			
	Grossman [17]	Tronstad [20]	Glickman and Dumsha [19]	Weine [21]
Maxillary				
Centrals	80–90	70–90	35–60	3 sizes
Laterals	70–80	60–80	25–40	3 sizes
Canines	60–60	50–70	30–50	3 sizes
First premolars	30–40	35–90	25–40	3 sizes
Second premolars	50–55	35–90	25–40	3 sizes
Molars	30–55–50			3 sizes
MB/DB		35–60	25–40	3 sizes
P		80–100	25–50	3 sizes
Mandibular				
Centrals	40–50	35–70	25–40	3 sizes
Laterals	40–50	35–70	25–40	3 sizes
Canines	50–55	50–70	30–50	3 sizes
First premolars	30–40	35–70	30–50	3 sizes
Second premolars	50–55	35–70	30–50	3 sizes
Molars	30–55–50			3 sizes
MB/ML		35–45	25–40	3 sizes
D		40–80	25–50	3 sizes

- **Factores que afectam a determinação da largura mínima inicial de trabalho no comprimento de trabalho**

Vários factores podem afetar a precisão da determinação do MinIWW0. A forma, o comprimento, a conicidade, a curvatura, o conteúdo e as irregularidades da parede do canal e o instrumento utilizado podem influenciar o resultado, uma vez que cada um deles pode afetar o sentido tátil do médico. A combinação destes factores torna a determinação correta do IWW muito difícil, se não impossível. A compreensão destes factores pode minimizar a subestimação do IWW.

- **Forma do canal**

As descrições actuais das dimensões horizontais do sistema de canais radiculares estão listadas na Caixa 2. O canal redondo pode ser medido mais facilmente porque o MinIWW e o MaxIWW são os mesmos. No entanto, outros factores dificultam a determinação do IWW, mesmo em canais rectos. O instrumento adequado e a sensação tátil podem determinar a PI mínima dos canais ovais, ovais longos e planos. A determinação da MaxIWW, no entanto, não pode ser facilmente realizada com os métodos actuais.

- **Comprimento do canal**

Ao utilizar um instrumento para medir o comprimento de trabalho, quanto mais longo for o canal, maior será a resistência à fricção. Num canal muito longo (25 mm), a resistência à fricção pode aumentar e afetar o sentido tátil do médico para determinar corretamente o IWW. Para além disso, se o alargamento coronal for demasiado conservador ou limitado ao terço coronal do canal, então o eixo do instrumento pode entrar em contacto com a parede do canal e causar uma conclusão falsa/prematura quanto à WW.

- **Cone do canal**

Qualquer discrepância de afunilamento entre o instrumento de medição e o canal pode levar a um contacto precoce do instrumento com a parede do canal, causando uma falsa sensação de ligação apical. O alargamento coronal precoce pode aumentar a conicidade do canal e reduzir a discrepância de conicidade entre o instrumento de medição e a parede do canal. Os últimos 3 a 5 mm do canal podem ter paredes paralelas, tornando difícil a determinação correta do IWW.

- **Curvatura do canal**

Os canais curvos podem provocar a deflexão do instrumento de medição e aumentar a resistência à fricção. A curvatura do canal radicular pode ser classificada em bidimensional, tridimensional, raio pequeno, raio grande e curvatura dupla (em forma de S, em forma de baioneta) e com diferentes graus de gravidade. Cada uma destas curvaturas tem um efeito diferente no sentido tátil do médico dentista. A combinação destas curvaturas torna a determinação correta do IWW extremamente difícil, se não impossível. Em pré-molares mandibulares curvos, o estudo de Wu et al[74] indicou que a primeira lima K e o primeiro instrumento LightSpeed que se limitavam ao comprimento de trabalho não reflectiam com precisão o diâmetro do canal apical.

- **Conteúdo do canal**

O conteúdo do canal radicular pode ser de natureza fibrosa. O material calcificado (metamorfose calcificada) também pode fazer parte do conteúdo do canal. Durante a determinação do IWW, o conteúdo misto do canal pode criar diferentes graus de resistência à fricção contra o instrumento de medição. Isto pode eventualmente afetar o sentido tátil do médico. Este fator torna a determinação correta do IWW um pouco mais difícil.

- **Irregularidades da parede do canal**

Os cálculos pulpares, os dentículos e a dentina reparadora podem criar convexidades na superfície da parede do canal. A reabsorção pode produzir concavidades na superfície da parede do canal. Estes fenómenos podem servir como um fator de impacto que induz uma falsa estimativa da verdadeira dimensão do canal no comprimento de trabalho e noutros níveis.

Instrumento para determinar a largura de trabalho inicial

A rigidez, a flexibilidade e o afunilamento do instrumento utilizado para determinar o IWW podem afetar a precisão. Como mencionado anteriormente, qualquer discrepância de afunilamento entre o instrumento de medição e o canal pode levar a um envolvimento precoce do instrumento na parede do canal, alterando a sensação tátil. Além disso, o instrumento rígido num canal curvo também pode levar a uma falsa tatilidade. Durante a determinação do IWW, a combinação destes factores afectados pode ter um grande impacto na precisão. A compreensão destes factores pode minimizar a subestimação do IWW e maximizar a sua precisão.

Eliminar ou minimizar a influência dos factores que afectam

Estar ciente da existência dos factores que afectam a determinação do IWW é o passo principal para maximizar a precisão da técnica. Sem conhecer estes factores, os clínicos podem cometer repetidamente os mesmos erros ao subestimar o IWW, o que levará a uma limpeza e modelação incompletas do sistema de canais radiculares. (Fig. 5.4, 5.5)

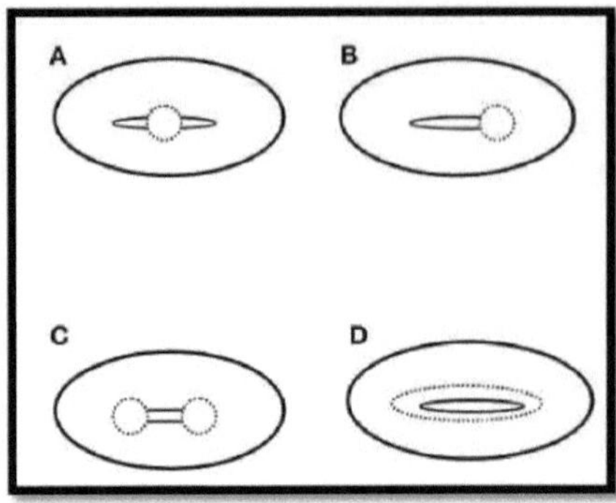

Figura 5.4- Num canal radicular longo-oval ou plano, as acções de alargamento e alargamento modificado resultarão num desbridamento incompleto do sistema de canais radiculares. Os efeitos "buraco de fechadura" e "haltere" (B,C) são imagens típicas que demonstram as partes não preparadas do canal radicular. A maioria dos instrumentos rotativos de NiTi utilizados com alargamento contínuo e acções de alargamento modificadas, como a técnica de força equilibrada e a técnica de tração de um quarto de volta, conduzirão às mesmas desventuras (A-C). A instrumentação circunferencial pode estar em conformidade com o contorno das dimensões horizontais do canal radicular em diferentes níveis do canal (D).

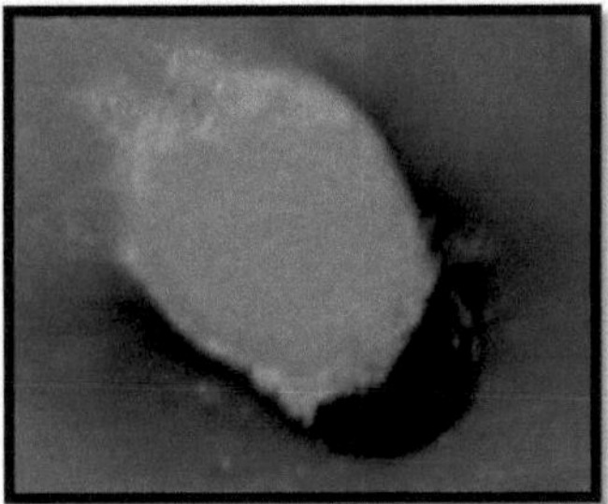

Figura 5.5- Uma secção transversal de um canal preparado com instrumento rotativo de NiTi indica uma instrumentação incompleta. As paredes do canal não tocadas podem levar a um tratamento de canal radicular falhado

Antes da determinação do IWW, sugere-se que se alarguem os orifícios, que se faça uma dilatação coronal precoce e uma dilatação adicional do canal (coroa para baixo, dilatação dupla) para garantir uma irrigação eficaz e para minimizar quaisquer interferências com a sensação tátil. A seleção cuidadosa do instrumento adequado de flexibilidade máxima e conicidade mínima, como o LightSpeed, pode evitar interferências e ajudar a obter melhores resultados. Idealmente, a preparação do canal radicular deve seguir o contorno exato das dimensões horizontais do canal radicular em todos os níveis do canal. Nesta condição ideal, especialmente para os canais radiculares ovais longos e achatados, estes podem ser limpos e modelados corretamente com o mínimo de contratempos de enfraquecimento, descamação ou perfuração das paredes do

canal, como se mostra na (Fig. 5.4 D)

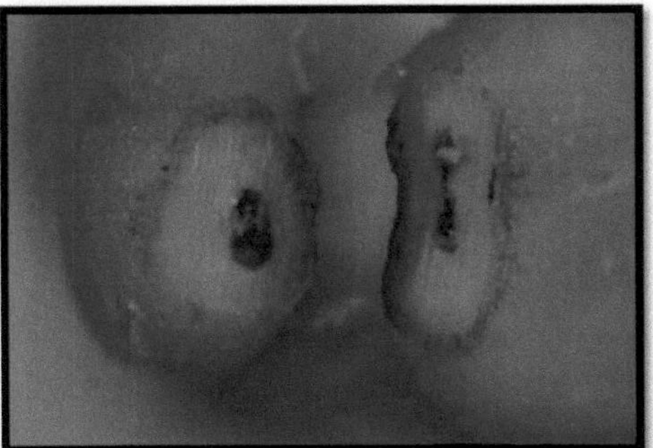

Figura 5.6 - Uma secção transversal de canais incompletamente preparados e preenchidos demonstra a situação complicada da endodontia em WW. A compreensão dos conceitos e das técnicas de WW endodôntico pode minimizar as desventuras de uma instrumentação incompleta e um tratamento de canal falhado.

A preparação circunferencial ou a instrumentação pode ter de ser considerada para estes casos para minimizar a limpeza incompleta do sistema de canais radiculares. A maioria dos instrumentos rotativos de NiTi proporciona uma ação de alargamento contínuo que torna o canal relativamente circular. A utilização indiscriminada de instrumentos rotativos de NiTi apenas para a limpeza e modelação do canal radicular pode resultar numa limpeza incompleta do sistema de canais radiculares e levar ao fracasso da terapia endodôntica (Fig. 5.5). Estudos recentes[72,75,76] indicaram que nenhuma técnica de instrumentação atual foi capaz de limpar completamente as paredes de dentina dos canais radiculares ovais, ovais longos e achatados. No entanto, a técnica de instrumentação manual crown down foi mais eficiente e eficaz na limpeza de canais radiculares achatados do que a instrumentação rotativa.

Determinação da largura de trabalho final mínima e máxima no comprimento de trabalho

Até que ponto o canal deve ser preparado tem sido um mito no campo da endodontia. Grossman[18] descreveu as regras que regem a instrumentação biomecânica em seu livro didático Endodontic Practice. Entre elas, ele afirma que o canal deve ser alargado pelo menos três vezes mais do que o seu diâmetro original. Ele dá quatro razões para alargar o espaço do canal:

1. Para remover as bactérias e os seus substratos.

2. Para remover tecido pulpar morto.

3. Para aumentar a capacidade do canal radicular de reter uma maior quantidade de agente esterilizante.

4. Para preparar o dente para receber a obturação do canal.

Estas afirmações são razoáveis; no entanto, estudos têm sugerido que os canais radiculares não foram completamente limpos mesmo depois de terem sido alargados três vezes mais do que os seus diâmetros originais. Os conceitos e técnicas de WW podem desempenhar um papel importante neste facto. Qualquer investigação sobre a eficácia da limpeza do sistema de canais radiculares sem estimar cuidadosamente o Mínimo e Máximo de WW nos canais radiculares ovais, ovais longos e achatados pode resultar em dados enganadores, especialmente se a morfologia do canal horizontal não foi cuidadosamente avaliada. Num canal oval, oval longo ou plano, a instrumentação circunferencial parece ser a única forma razoável de limpar e modelar corretamente o canal. Especialmente nos canais infectados, a dentina infetada tem de ser removida para garantir um tratamento bem sucedido. Idealmente, durante a preparação do canal radicular, os instrumentos e as técnicas utilizadas devem estar sempre em conformidade e manter a forma original do canal para maximizar a eficácia da limpeza e minimizar o enfraquecimento desnecessário da estrutura dentária para alcançar o resultado ideal. É um grande desafio limpar e moldar agressivamente o canal infetado sem enfraquecer a estrutura dentária. Clinicamente, a parte cervical do canal fortemente infetada foi muitas vezes alargada com brocas Gates-Glidden ou alargadores de canal para uma forma redonda em vez de seguir a forma original oval, oval longa ou plana. Embora a resistência da estrutura do dente seja evidentemente reduzida[77] , o FWW na área cervical tem sido determinado pela preferência do clínico em vez de evidência científica. Com base em informações limitadas[18,66,67] e conceitos razoáveis, foram desenvolvidas várias diretrizes para determinar o MinFWW0 (Tabela 1). A discrepância máxima entre o MaxFWW0 e o MinFWW0 pode ser de seis a oito tamanhos ISO. Complicados pela curvatura do canal, pelo instrumento utilizado e pelas técnicas implementadas, os conceitos para determinar o MinFWW0 e o MaxFWW0 parecem pouco claros e caóticos. Entre as áreas cervical e apical, o clínico tem a liberdade absoluta de determinar o MinFWW a N mm do comprimento de trabalho (MinFWWN) e o MaxFWW a N mm do comprimento de trabalho (MaxFWWN) porque a informação e as provas científicas ainda não estão disponíveis. A maior parte da investigação sobre a instrumentação do canal radicular não abordou a importância das dimensões horizontais ou WW do sistema de canais radiculares. Na preparação dos canais ovais longos ou planos, o conceito de WW desempenha um papel mais crítico, alertando o operador para as possibilidades de uma preparação incompleta do canal radicular. Estudos in vitro revelaram que a limagem circunferencial manual teve uma eficácia estatisticamente significativa superior à instrumentação rotativa na limpeza de canais radiculares achatados.[75] Os conceitos de WW indicam que são necessárias diferentes abordagens e técnicas para melhorar a preparação do canal radicular e promover uma melhor qualidade do tratamento do canal radicular.

CAPÍTULO 6

MICROBIOTA APICAL

A análise molecular das comunidades microbianas orais por clonagem e sequenciação indicou que a boca humana constitui um habitat para aproximadamente 700 espécies de bactérias. Praticamente todas as doenças endodônticas (pulpares e perirradiculares) estão direta ou indiretamente relacionadas com a presença de microrganismos.[78]

A maior parte das bactérias do mundo vive em micro ecossistemas repletos de centenas de outros microorganismos. Os cientistas aperceberam-se recentemente de que, no mundo natural, mais de 99% de todas as bactérias existem sob a forma de biofilme.

É necessário conhecer os biofilmes como organismos, uma vez que estes assumem um potencial patogénico mais forte do que os que se encontram em estado planctónico. A partir destes aspectos, a formação de biofilmes tem um significado clínico particular, porque não só os mecanismos de defesa do hospedeiro, mas também os esforços terapêuticos, incluindo medidas de tratamento antimicrobiano químico e mecânico, têm uma tarefa muito difícil para lidar com organismos que estão reunidos num biofilme.

O estilo de crescimento microbiano em biofilme é uma adaptação em que a comunidade de micróbios é adsorvida a uma superfície sólida e é incorporada numa matriz comum. Quando as bactérias crescem como um biofilme, o processo genético e metabólico alterado das bactérias, juntamente com a sua matriz complexa, impede a entrada e a ação de agentes antimicrobianos. Subsequentemente, os organismos colonizadores ganham proteção contra condições desfavoráveis, ambientais e nutricionais. Verificou-se que a resistência aos antibióticos aumenta até 1500 vezes quando as bactérias crescem em biofilme, em comparação com as células planctónicas. Além disso, há um desprendimento contínuo de células do biofilme completamente amadurecido, e as células desprendidas servem como uma fonte constante de infeção crónica.

Assim, o conceito de biofilme bacteriano tem vindo a ganhar mais atenção nos últimos tempos e está associado a uma vasta gama de infecções persistentes.

DESENVOLVIMENTO DE BIOFILME

Um biofilme totalmente desenvolvido é descrito como um arranjo heterogéneo de células microbianas numa superfície sólida. Os biofilmes são atualmente reconhecidos como uma comunidade altamente organizada e muito sofisticada de múltiplas espécies de bactérias com infra-estruturas funcionais. Um biofilme é constituído por cerca de 85% de estrutura e 15% de bactérias. As bactérias podem formar biofilmes em qualquer superfície que seja banhada por um fluido que contenha nutrientes. Os três principais componentes envolvidos na formação de biofilmes são as células bacterianas, uma superfície sólida e um meio fluido.[79]

- Um biofilme microbiano é considerado uma comunidade que preenche os seguintes critérios.

1. Deve possuir a capacidade de se auto-organizar (autopoiese).
2. Resistir a perturbações ambientais (homeostase).
3. Devem ser mais eficazes em associação do que isoladamente (sinergia).

- O biofilme desenvolve-se num processo de **três fases**

1. Formação da camada de condicionamento.
2. Adesão do microrganismo à camada.
3. Crescimento bacteriano e expansão do biofilme.
4. Destacamento.[39]

Caraterísticas da estrutura do biofilme

- A estrutura do biofilme protege as bactérias residentes das ameaças ambientais.
- A estrutura do biofilme permite a retenção de nutrientes e a cooperação metabólica entre células residentes da mesma espécie e/ou de espécies diferentes.
- As estruturas de biofilme apresentam uma compartimentação interna organizada, o que permite que espécies bacterianas com diferentes requisitos de crescimento sobrevivam em cada compartimento.
- As células bacterianas numa comunidade de biofilme podem comunicar e trocar materiais genéticos para adquirir novas caraterísticas.[39] - A comunicação num

biofilme é conseguida através de moléculas de sinalização, por um processo chamado quorum sensing.[39]

BIOFILME ENDODÔNTICO

O tecido pulpar necrótico torna-se um ambiente favorável à proliferação microbiana devido à presença de resíduos orgânicos ou nutrientes, que actuam como substrato ou meio de cultura. As bactérias Gram-negativas são mais frequentes que as Gram-positivas. Os microrganismos anaeróbios facultativos ou estritos são mais freqüentes que os aeróbios, e a presença de bacilos e filamentos é equivalente à de cocos.[80]

Verifica-se que os micróbios persistem nas complexidades anatómicas, tais como istmos e deltas, e na porção apical do canal radicular. Estas complexidades anatómicas e geométricas nos sistemas de canais radiculares protegem as bactérias aderentes dos procedimentos de limpeza e moldagem. Uma vez que o biofilme é a forma de crescimento bacteriano para sobreviver a condições ambientais e nutricionais desfavoráveis, o ambiente do canal radicular, tanto nas infecções primárias como nas pós-tratamento, favorece a formação de biofilme.[39,81]

O biofilme endodôntico divide-se ainda em[39,82]

1. Biofilme microbiano intracanal
2. Biofilme microbiano extra-radicular
3. Biofilme microbiano periapical
4. Infeção centrada nos biomateriais

Biofilme microbiano intracanal[21]

Os biofilmes microbianos intracanais são formados na dentina do canal radicular de um dente infetado endodonticamente. São classificados como infeção primária, secundária e persistente de acordo com o tempo de entrada do organismo no canal radicular.

1. **A infeção intrarradicular primária** é caracterizada por um consórcio misto dominado por bactérias anaeróbias, particularmente gram-negativas como Tannerella, Dialister, Porphyromonas, Prevotella, Fusobacterium,

Camphylobacter e Treponema. É frequente encontrar anaeróbios Gram positivos dos géneros Peptostreptococcus, Eubacterium, Actinomyces e estreptococos facultativos ou microaerofílicos. As espécies de Prevotella, especialmente P.intermedia, P.nigrescens, P.tannerae e P.denticola, foram frequentemente isoladas de infecções endodônticas primárias.

2. **A infeção intrarradicular secundária** é introduzida durante o tratamento radicular, entre consultas ou após o tratamento. Pseudomonas aeruginosa, Staphylococcus sp., Escherichia coli, Candida sp. e E. faecalis são frequentemente encontrados neste tipo de infeção.

   Estes organismos não são predominantes durante a infeção endodôntica primária.

3. **As infecções intrarradiculares persistentes** são causadas por microrganismos que resistiram aos procedimentos antimicrobianos intra-canal. As bactérias facultativas Gram-positivas, particularmente a E. faecalis, são predominantes nesses casos e desempenham um papel importante na etiologia das lesões perirradiculares persistentes após o tratamento do canal radicular. É comummente encontrada numa elevada percentagem de falhas nos canais radiculares e é capaz de sobreviver no canal radicular como um organismo único ou como um componente importante da flora. A E. faecalis também está mais frequentemente associada a casos assintomáticos do que a casos sintomáticos. Embora a E. faecalis possua vários factores de virulência, a sua capacidade de causar doença perirradicular resulta da sua capacidade de sobreviver aos efeitos do tratamento do canal radicular e persistir como agente patogénico nos canais radiculares e nos túbulos dentinários dos dentes.

Infecções extrarradiculares [21]

A invasão microbiana do tecido perirradicular inflamado é invariavelmente uma sequela de infeção intrarradicular. O abcesso alveolar agudo é um exemplo de extensão extrarradicular ou uma sequela de infeção intrarradicular. Por vezes, a infeção extrarradicular pode ser independente da infeção intrarradicular. A actinomicose apical causada por Actinomyces sp. e P. propionicum é uma doença patológica que só pode ser tratada através de cirurgia periapical. Outros agentes patogénicos implicados em tais infecções são - Treponema spp., T. forsythia, P. endodontalis, P. gingivalis, F. nucleatum

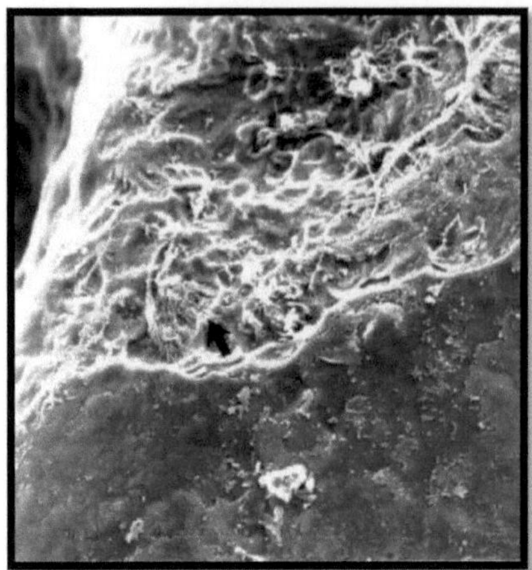

Figura 6.1- Reabsorção do cemento.

Biofilme microbiano periapical:-

Os biofilmes microbianos periapicais são biofilmes isolados que se encontram na região periapical de um dente tratado endodonticamente. O biofilme periapical pode ou não ser dependente de dentes infectados. A microbiota na maioria dos dentes associados à periodontite apical está restrita ao canal radicular, uma vez que a maioria das espécies microbianas que infectam o canal radicular são agentes patogénicos oportunistas que não têm capacidade de sobreviver ao mecanismo de defesa do hospedeiro nos tecidos periapicais.[39,78] Membros do género actinomyces e a espécie P.proionicum foram demonstrados nas lesões periapicais assintomáticas refractárias ao tratamento endodôntico. Estes microrganismos têm a capacidade de ultrapassar os mecanismos de defesa do hospedeiro, desenvolver-se nos tecidos periapicais inflamados e, subsequentemente, induzir uma infeção periapical.

E.FAECALIS

O Enterococcus faecalis é um cocos Gram-positivo não formador de esporos, fermentativo e anaeróbio facultativo. As células de Enterococcus faecalis são ovóides e têm um diâmetro de 0,5 a 1 ppm. Ocorrem isoladamente, aos pares ou em cadeias curtas, e são frequentemente alongadas na direção da cadeia. A maioria das estirpes não é hemolítica e não é móvel. As colónias de superfície em ágar-sangue são circulares, lisas e inteiras.

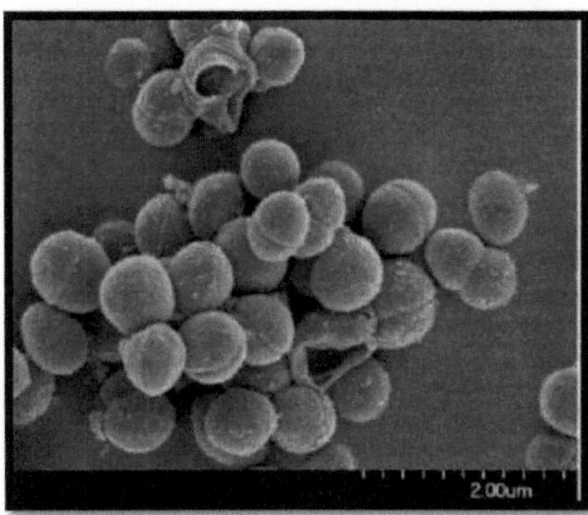

Figura 6.2- Micrografia eletrónica de varrimento de células em crescimento de Enterococcus faecalis

É uma bactéria predominante implicada em falhas do canal radicular e infecções persistentes. É resistente aos efeitos antimicrobianos do hidróxido de cálcio, provavelmente em parte devido a um mecanismo eficaz de bomba de protões que mantém níveis óptimos de pH citoplasmático. É por isso que se demonstrou que o Enterococcus faecalis invade os túbulos dentinários. Pode colonizar o canal radicular e sobreviver sem o apoio de outras bactérias. Além disso, o rápido aparecimento de resistência antimicrobiana entre a flora dentária favorece o Enterococcus faecalis.[83,39]

A E. faecalis tem a capacidade de sobreviver a ambientes agressivos, incluindo pH alcalino extremo e concentrações de sal. Resiste a sais biliares, detergentes, metais pesados, etanol e dessecação. Consegue sobreviver a uma temperatura de 60°C. A prevalência de E. faecalis na infeção endodôntica primária é de 40% e na infeção endodôntica persistente é de 24 a 77%.

RESISTÊNCIA AOS ANTIMICROBIANOS

A natureza da estrutura do biofilme e as caraterísticas fisiológicas dos microrganismos residentes oferecem uma resistência inerente aos agentes antimicrobianos, tais como antibióticos, desinfectantes ou germicidas. Verificou-se que a resistência aos agentes antimicrobianos aumenta mais de mil vezes para os micróbios em biofilme, em comparação com as células planctónicas.

- Os mecanismos responsáveis pela resistência aos agentes antimicrobianos podem incluir os seguintes:-

1. Resistência associada à matriz polimérica extracelular.
2. Resistência associada à taxa de crescimento e aos nutrientes disponibilidade.
3. Resistência associada à adoção de resistência fenótipo.

ERRADICAÇÃO DO BIOFILME

A eliminação da infeção endodôntica é diferente da eliminação e controlo da maioria das outras infecções no corpo humano. Devido ao ambiente anatómico especial do canal radicular e do dente, as medidas do hospedeiro que são suficientes para eliminar os organismos infecciosos noutros locais não são suficientes para a eliminação completa das infecções endodônticas. Por isso, o controlo de uma infeção endodôntica é um esforço concertado de vários factores do hospedeiro e do tratamento.[84]

A eliminação de microrganismos do sistema de canais radiculares é um dos objectivos do tratamento de canais radiculares (Bystrom et al. 1987) e tem um efeito substancial no resultado (Lin et al. 1992, Sundqvist et al. 1998).

- Os componentes necessários para a eliminação do biofilme endodôntico são:

(i) Sistema de defesa do hospedeiro.
(ii) Nalguns casos, a terapia antibiótica sistémica.
(iii) Preparação e irrigação quimio-mecânica.
(iv) Medicamentos locais para desinfeção dos canais radiculares.

CAPÍTULO 7

EFEITO DA PREPARAÇÃO BIOMECÂNICA NA ZONA APICAL

A instrumentação mecânica do sistema de canais radiculares é uma fase importante da preparação do canal radicular, uma vez que cria o espaço que permite que os irrigantes e os medicamentos antibacterianos erradiquem mais eficazmente as bactérias e eliminem os subprodutos bacterianos. Qualquer tecido, bactéria ou detritos remanescentes podem contribuir para o insucesso endodôntico. No entanto, essa continua sendo uma das tarefas mais difíceis na terapia endodôntica. A preparação biomecânica inclui instrumentação, preparação, alargamento e moldagem.

Os principais objectivos da preparação do canal radicular são a prevenção da doença perirradicular e/ou a promoção da cicatrização nos casos em que a doença já existe:

- Remoção de tecido vital e necrótico do(s) canal(is) radicular(es) principal(is).
- Criação de espaço suficiente para irrigação e medicação.
- Preservação da integridade e localização da anatomia do canal apical.
- Evitar danos iatrogénicos no sistema de canais e na estrutura radicular.
- Facilitação da obturação do canal.
- Evitar mais irritação ou infeção dos tecidos perirradiculares.
- Preservação da dentina radicular sã para permitir a função do dente a longo prazo.[85]

Flora microbiana do canal radicular [86]

A flora dos canais radiculares é dominada por bactérias anaeróbias, das quais um grupo restrito está presente nos canais radiculares infectados.

- **Impacto da preparação do canal radicular na redução das bactérias intra-canal**

A instrumentação mecânica é um dos factores importantes que contribuem para a redução bacteriana no canal radicular infetado. Bystrom e Sundqvist relataram uma redução de 100-1000 vezes na carga bacteriana após a instrumentação com limas manuais de aço inoxidável e irrigação com soro fisiológico. Dalton et al., num estudo clínico com periodontite apical, não encontraram diferenças entre limas de aço e instrumentos de NiTi em termos de redução de bactérias, mas relataram um aumento da redução bacteriana com o aumento do tamanho do instrumento. No entanto, não foi possível tornar os canais consistentemente livres de bactérias. Muitos estudos demonstram que a preparação mecânica com instrumentos manuais e a irrigação com soro fisiológico não conseguem eliminar de forma previsível as bactérias dos canais radiculares infectados.[87] Além disso, devido à anatomia complexa do canal radicular, como as barbatanas, os cús de saco, etc., a instrumentação mecânica, por si só, não é suficiente para remover os microrganismos do canal radicular.[88] A utilização de soluções de irrigação com uma forte atividade antimicrobiana é, por conseguinte, um complemento essencial da preparação mecânica, a fim de reduzir ainda mais o número de bactérias. Assim, a **preparação quimio-mecânica** do canal radicular tem sido defendida.[87]

- **Objectivos da preparação do canal radicular**

Schilder descreveu **cinco objectivos de conceção.** Segundo ele,

i) Deve ser preparado um funil de afunilamento contínuo desde o ápice até à cavidade de acesso.

ii) O diâmetro da secção transversal deve ser mais estreito em todos os pontos apicalmente.

iii) A preparação do canal radicular deve seguir ou respeitar a morfologia do canal original.

iv) O forame apical deve permanecer na sua posição original.

v) A abertura apical deve ser mantida tão pequena quanto possível.

- Descreveu também quatro objectivos biológicos.

i. A instrumentação deve limitar-se às raízes.
ii. Os detritos necróticos não devem ser forçados para além do forame.
iii. Todo o tecido deve ser removido do espaço do canal radicular.
iv. Deve ser criado um espaço suficiente para os medicamentos intra-canais.[85]

Para atingir estes objectivos, a moldagem mecânica dos sistemas de canais radiculares tem sido realizada com uma grande variedade de métodos e instrumentos, tais como a técnica padronizada (Ingle), a técnica step-back (Clem 1969), a limagem circunferencial (Lim & Stock 1987), a técnica incremental (Weine et al. 1970), a limagem anticurvatura (Abou-Rass et al. 1980), a técnica step-down (Marshall & Papin 1980), a técnica step-down (Goerig et al. 1982), Técnica de duplo alargamento (Fava 1983), Técnica de Crowndown-pressureless (Morgan & Montgomery 1984), Técnica de força equilibrada (Roane et al. 1985), Técnica de Canal Master (Wildey & Senia 1989), Técnica de caixa apical (Tronstad 1991), Técnica de alargamento progressivo Backman et al. (1992), Técnica de duplo alargamento modificada Saunders & Saunders (1992) Técnica de Stepback passivo.[85]

As técnicas de stepback e stepdown foram durante muito tempo as duas principais abordagens aos processos de moldagem e limpeza.

Passo atrás [85]

Os canais foram preparados utilizando limas manuais de aço inoxidável cónicas 0,02, padronizadas pela ISO, na técnica step back. A técnica "step-back" descrita por Mullaney envolveu a preparação da região apical do canal radicular em primeiro lugar, seguida de alargamento coronal para facilitar a obturação. Quando utilizada em canais curvos, esta técnica resulta frequentemente em danos iatrogénicos, tais como fecho, perfuração e formação de saliências, na forma natural do canal devido à inflexibilidade inerente a todas as limas de aço inoxidável, exceto as mais pequenas.[87] Os irrigantes não conseguiam penetrar até ao ápice, resultando assim numa desinfeção incompleta do espaço do canal radicular. Isto resultou na extrusão de uma grande quantidade de detritos para a área apical, resultando em inflamação periapical e subsequente dor durante o tratamento. Além disso, consumia mais tempo, exigia um maior número de instrumentos e causava fadiga ao operador.[89,90]

Descer

Num esforço para reduzir a incidência de defeitos iatrogénicos, foram desenvolvidas técnicas "step-down" que iniciam a preparação utilizando instrumentos de maiores dimensões no orifício do canal, trabalhando para baixo no canal radicular com instrumentos progressivamente mais pequenos. Os principais objectivos das técnicas crown down são a redução de detritos necróticos extrudidos periapicalmente e a minimização do alisamento do canal radicular. Uma vez que durante o stepdown há menos constrangimento para as limas e um melhor controlo da ponta da lima, espera-se que seja menos provável a ocorrência de zipping apical.[85]

Foi referido que as técnicas Crowndown produzem menos detritos extrudidos apicalmente do que a preparação stepback.[91] Num estudo comparativo de quatro técnicas de preparação, não foi detectada qualquer diferença entre o stepback e o crowndown em termos de alisamento, mas o Crowndown produziu mais saliências.[92]

Ao longo dos anos, foram propostas várias modificações destas técnicas, tais como a técnica crowndown, bem como técnicas híbridas que combinam um stepdown inicial com um stepback subsequente (double flare modificado).

Embora as técnicas stepback e stepdown possam ser consideradas como as técnicas tradicionais de preparação manual, existem surpreendentemente poucos estudos comparativos sobre estas duas técnicas. Não há provas definitivas de que as técnicas "clássicas" de stepdown sejam superiores às técnicas de stepback. Apenas a técnica de força equilibrada, que também é uma técnica de stepdown, demonstrou resultar num menor alisamento do que as técnicas de stepback ou normalizadas.

Técnica de força equilibrada

Esta técnica, relatada por Roane & Sabala em 1985, foi originalmente associada a instrumentos do tipo K de aço inoxidável ou NiTi especialmente concebidos (Flex-R-Files) com pontas modificadas de forma descendente. Os instrumentos são introduzidos no canal radicular com um movimento no sentido dos ponteiros do relógio de um máximo de 180° e avanço apical (fase de colocação), seguido de uma rotação no sentido contrário ao dos ponteiros do relógio de um máximo de 120° com pressão apical adequada (fase de corte). A fase de remoção final é então efectuada com uma rotação no sentido dos ponteiros do relógio e a retirada da lima do canal radicular. A preparação apical é recomendada para tamanhos maiores do que com outras técnicas manuais, por exemplo, para o tamanho #80 em canais rectos e #45 em canais curvos.

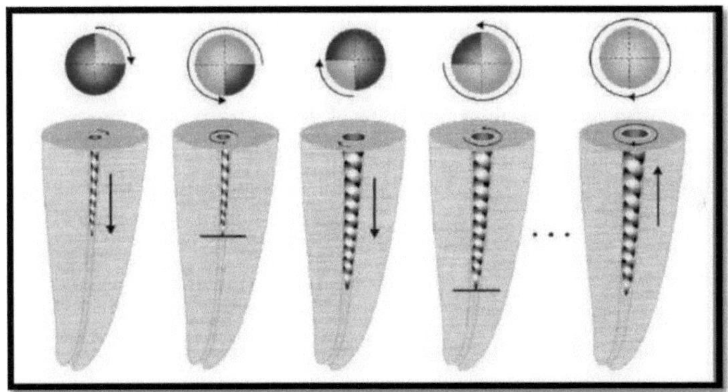

Figura 7.1- Técnica da força de equilíbrio.

As principais vantagens da técnica de força equilibrada são o bom controlo apical da ponta da lima, uma vez que o instrumento não corta ao longo de todo o comprimento, a boa centragem do instrumento devido à ponta de segurança não cortante e a não necessidade de pré-curvar o instrumento.[85]

Roane & Sabala[85] e outros estudos descreveram bons resultados para a preparação de canais curvos sem ou com apenas um alisamento mínimo. No entanto, outros relataram uma incidência relativamente elevada de problemas no procedimento, tais como perfurações radiculares ou fracturas de instrumentos. A quantidade de detritos extrudidos apicalmente foi menor do que com as técnicas stepback ou ultra-sónicas, a região apical mostrou uma boa limpeza. Foram relatados resultados variáveis para a quantidade de dentina removida; num estudo, a técnica de força equilibrada teve um desempenho superior em comparação com a técnica de stepback. A técnica de força equilibrada exigiu mais tempo de trabalho do que a preparação com os instrumentos GT Rotary, Lightspeed ou ProFile NiTi.

INSTRUMENTAÇÃO DO TERÇO APICAL

O acesso à parte apical do canal radicular dependerá em grande medida de uma preparação coronal adequada. Todos os sistemas de canais radiculares são curvos num ou mais planos, variando o grau e a extensão da curvatura de raiz para raiz. A eliminação de obstruções coronais melhorará muito os procedimentos de instrumentação na parte apical da raiz. Independentemente da técnica de instrumentação utilizada, a parte apical do sistema de canais é invariavelmente a parte menos bem limpa e preparada do sistema de canais radiculares. Ao contrário da imagem idealizada descrita em muitos textos, a morfologia do sistema de canais apicais é complexa e altamente variável. Foram descritas cinco formas morfológicas apicais principais.[12] (Fig. 7.2)

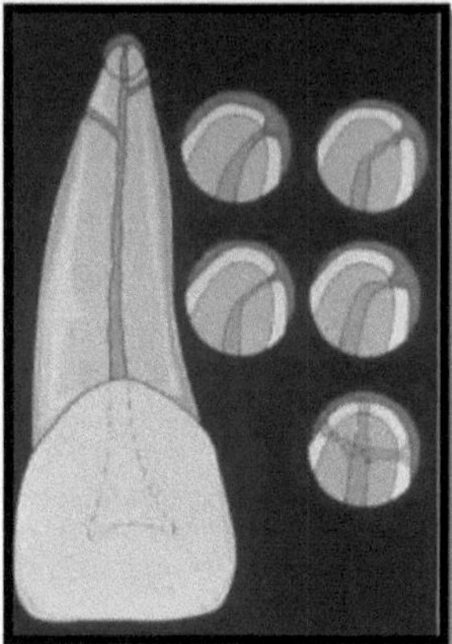

Figura 7.2 - Cinco formas morfológicas apicais principais são mostradas.

A **Tamanho apical da preparação[85]**

O tamanho final desejável do preparo apical permanece controverso. Foram propostos dois conceitos principais.

- Primeiro conceito

O objetivo é a remoção circunferencial completa da dentina. A regra tradicional tem sido a de preparar, pelo menos, três tamanhos para além da primeira lima que se liga ao comprimento de trabalho. Com base nas descobertas de que o diâmetro pré-operatório do forame apical é de aproximadamente 500-680 mm e o diâmetro do canal radicular aquém do forame é, em média, 300-350 mm, a preparação apical foi recomendada para os tamanhos ISO #25-35.

No entanto, este conceito tem sido questionado fundamentalmente: tal como referido anteriormente, os estudos histológicos podem demonstrar que 15-30% das paredes do canal radicular permanecem intocadas pelos instrumentos após a preparação manual, mesmo quando são utilizados os tamanhos de instrumentos recomendados.

Weiger et al, num estudo laboratorial, calcularam que o alargamento para o diâmetro inicial de 10,4 mm nos canais radiculares palatinos e distais de molares e de 10,3 mm nos canais radiculares mesiovestibulares, mesio-linguais e disto-bucais de molares seria necessário para obter uma preparação completa da circunferência do canal em 78% e 72% dos canais, respetivamente. A preparação até ao diâmetro inicial de 10,6 mm resultaria em 95% dos casos completamente preparados, mas incluía um risco elevado de perfurações. Várias investigações comparativas de secções transversais pré e pós-operatórias de canais radiculares mesio-bucais em molares mandibulares curvos resultaram em 3 a 18 de 25 espécimes com mais de 25% do diâmetro não preparado após a preparação com diferentes sistemas rotativos de NiTi até ao tamanho #45.

A exatidão na determinação da "primeira lima que se liga" depende do grau de pré-despolarização e do tipo de instrumento utilizado. Após o pré-alargamento, podem ser inseridos instrumentos de maiores dimensões no comprimento de trabalho (diferença: uma dimensão ISO); os instrumentos Lightspeed de maiores dimensões do que os K-files podem ser inseridos no comprimento de trabalho (diferença: uma dimensão ISO).

ser inserido. Quando Lightspeed com pré-flaring foi comparado com limas K sem pré-flaring, a diferença entre estas técnicas aumentou para três tamanhos ISO. Wu et al. não conseguiram detetar qualquer diferença entre as limas K e Lightspeed na determinação do diâmetro apical pré-operatório. Demonstraram que em 75% dos canais radiculares o instrumento tinha contacto com a parede do canal apenas de um lado e em 25% a ponta do instrumento não tinha qualquer contacto com a parede do canal. Kerekes & Tronstad, em estudos histomorfométricos, investigaram o menor tamanho de lima necessário para preparar um canal de diâmetro redondo em canais radiculares mesio-bucais de molares inferiores. Em 12 dos 19 canais radiculares, foram necessários tamanhos de preparação final de #40-55 para atingir este objetivo.

Após a preparação com instrumentos GT Rotary para os tamanhos apicais 0,06/20 ou 0,06/40 no primeiro grupo com um diâmetro de preparação apical mais pequeno, foram encontrados significativamente mais detritos do que após uma preparação alargada. Resultados semelhantes foram relatados por Peters & Barbakow após a preparação com instrumentos ProFile ou Lightspeed, mostrando uma remoção mais efectiva da camada de smear layer após uma preparação maior com instrumentos LS. A técnica que utiliza a lima apical final maior (ou seja, força equilibrada) produziu áreas apicais mais limpas em canais curvos do que as técnicas que utilizam instrumentos apicais finais mais pequenos (stepback, crowndown pressureless). Pensa-se que uma melhor distribuição de irrigantes é o principal benefício de preparos apicais de maiores dimensões. Em contraste, num estudo comparativo de cinco técnicas de preparação com o tamanho da lima apical final variando de #25 (técnica stepback com limas de aço inoxidável) a #30 (ultra-sons), #35 (stepback, limas NiTi; Canal Master U) ou #40 (força equilibrada) não foram detectadas diferenças em termos de tecido mole remanescente, pré-dentina ou detritos.

- Segundo conceito

O objetivo é manter o diâmetro apical pequeno e refere-se à exigência de Schilder de manter a preparação apical tão pequena quanto possível. Este conceito de preparação apical inclui a exploração do terço apical, o estabelecimento da patência apical com um instrumento de tamanho #10 inserido passivamente 1 mm através do forame, a medição e afinação do terço apical e, finalmente, o acabamento do terço apical pelo menos até ao tamanho #20. Correspondendo a esta técnica, os instrumentos GT (Dentsply Tulsa Dental, Tulsa, OK, EUA), na sua sequência original, incluíam quatro instrumentos para o acabamento apical, todos eles com pontas de tamanho #20, mas com cones variáveis. Do mesmo modo, os instrumentos ProTaper Finishing têm diâmetros apicais que variam entre 0,20 e 0,30 mm.

A influência do tamanho do preparo apical final foi examinada em dois estudos de longo prazo sobre o resultado do tratamento. Enquanto Strindberg relatou um pior prognóstico para preparos apicais maiores, Kerekes & Tronstad encontraram resultados semelhantes para preparos apicais com tamanhos ISO 20-40 e 45-100. Card et al demonstraram, in vivo, uma redução significativamente maior de bactérias intra-canal após o alargamento apical para tamanhos maiores com instrumentos de NiTi. Com base numa revisão da literatura, Friedman recomendou tamanhos de preparação apical maiores em combinação com irrigação abundante e utilização de um penso de hidróxido de cálcio.

Current concepts and guidelines determine the minimal final working width at working length from different publications

Tooth	Author and references			
	Grossman [17]	Tronstad [20]	Glickman and Dumsha [19]	Weine [21]
Maxillary				
Centrals	80–90	70–90	35–60	3 sizes
Laterals	70–80	60–80	25–40	3 sizes
Canines	60–60	50–70	30–50	3 sizes
First premolars	30–40	35–90	25–40	3 sizes
Second premolars	50–55	35–90	25–40	3 sizes
Molars	30–55–50			3 sizes
MB/DB		35–60	25–40	3 sizes
P		80–100	25–50	3 sizes
Mandibular				
Centrals	40–50	35–70	25–40	3 sizes
Laterals	40–50	35–70	25–40	3 sizes
Canines	50–55	50–70	30–50	3 sizes
First premolars	30–40	35–70	30–50	3 sizes
Second premolars	50–55	35–70	30–50	3 sizes
Molars	30–55–50			3 sizes
MB/ML		35–45	25–40	3 sizes
D		40–80	25–50	3 sizes

' Extrusão apical de detritos [39]

A extrusão apical de detritos durante a limpeza e a modelação do canal radicular é um dos problemas comuns encontrados por um endodontista. Os detritos que contêm dentina necrótica e bactérias iniciam a reação antigénio-anticorpo, desencadeiam a cascata do complemento e outros processos inflamatórios na região perirradicular. A forma como os detritos são recolhidos e os procedimentos de secagem e pesagem também podem ter alguma influência (desconhecida) nos resultados de vários estudos. Os resultados de alguns dos quais foram realizados sem irrigação durante a preparação, mostram uma ampla gama de resultados de 0,01mg a 1,3g. Além disso, Fairbourn et al. relataram uma extrusão de 0,3 mg durante a limagem manual para um tamanho #35 incluindo irrigação, enquanto Myers & Montgomery encontraram extrusão de 0,01-0,69 mg durante a limagem manual para o tamanho #40 incluindo irrigação.

A partir destes estudos, pode concluir-se que é improvável preparar quimicamente um sistema de canais radiculares sem qualquer extrusão de detritos. A quantidade de detritos extrudidos depende provavelmente da extensão apical da preparação. Como não se sabe até que ponto o material extrudido é infetado e qual a quantidade tolerada pelos tecidos periapicais, a relevância clínica desses dados deve permanecer questionável. Foi relatada a fagocitose de pequenas quantidades de detritos; no entanto, o material extrudido foi considerado responsável por crises pós-operatórias e bacteriémia.

Modelação do canal [93]

A modelagem do canal é um aspeto crítico do tratamento endodôntico, pois influencia o resultado das fases subsequentes de irrigação do canal, obturação e o sucesso geral do próprio tratamento. O objetivo da instrumentação é produzir uma preparação continuamente cónica que mantenha a anatomia do canal, mantendo o forame tão pequeno quanto possível, sem qualquer desvio da curvatura original do canal. O desvio da curvatura original do canal pode levar a:

1. Remoção excessiva e inadequada de dentina.
2. Endireitamento do canal e criação de uma saliência na parede dentinária.
3. Um defeito bioquímico conhecido como cotovelo que forma o selo apical de forma coronal a elíptica.
4. Canais com aspeto de ampulheta na secção transversal que requerem decapagem.
5. Preparação excessiva que enfraquece o dente, resultando em fratura da raiz.

Vários parâmetros que afectam a capacidade de centragem do canal:[93]

1. Ligas utilizadas no fabrico de instrumentos
2. Conceção do instrumento
    i. Secção transversal
    ii. Cónico
    iii. Dica

Ligas utilizadas no fabrico de instrumentos:

(Os materiais mais utilizados são:)

- Aço inoxidável
- Liga de níquel e titânio

Historicamente, a instrumentação do canal radicular tem envolvido a utilização de limas manuais de aço inoxidável. Numerosas investigações demonstraram que a preparação de canais radiculares curvos com instrumentos de aço inoxidável resulta frequentemente em aberrações indesejáveis, tais como cotovelos, zips e zonas de perigo.

Civijan foi um dos primeiros investigadores a propor uma liga de níquel-titânio (Ni-Ti) para a sua utilização em endodontia, em 1975. Em 1988, Walia et al. sugeriram uma maior modificação nos instrumentos endodônticos, substituindo o aço inoxidável por uma liga de Ni-Ti. Os instrumentos endodônticos de Ni-Ti foram introduzidos para facilitar a instrumentação de canais curvos. Os instrumentos de Ni-Ti são super elásticos e podem fletir muito mais do que os instrumentos de aço inoxidável antes de excederem os seus limites elásticos.

Parameswaran et al., Al omarii et al., Coleman et al. e Miglani et al. relataram o transporte, o fecho e o endireitamento de canais utilizando instrumentos de aço inoxidável. Vários estudos confirmaram que as limas rotativas de Ni-Ti mantêm a curvatura original do canal melhor do que as limas de aço inoxidável. As limas de aço inoxidável produzem uma maior amplitude de movimento devido à sua dureza, que se mostrou ser 3-4 vezes mais dura do que as ligas de Ni-Ti. Carvalho relatou que, mesmo após a pré-curvatura e a limagem anticurvatura, uma pequena quantidade de transporte poderia ser esperada dos instrumentos de aço inoxidável.

SECÇÃO TRANSVERSAL[93]

Um estudo realizado por Dina Al-Sudani comparou a capacidade de centragem do canal de um instrumento em forma de U (Profile) com outros instrumentos de secção transversal assimétrica (K3) e convexa e triangular (RaCe). Os resultados do estudo mostraram que o sistema Profile produziu significativamente menos transporte e permaneceu centrado em torno do canal original em maior grau do que os outros sistemas. Este desempenho diferencial pode ser atribuído aos diferentes designs destes instrumentos. O instrumento Profile utiliza a secção transversal em forma de U com áreas radiais com um ângulo de inclinação negativo que corta igualmente ao longo de 360° com uma ação de aplainamento e é considerado autocentrante. O instrumento K3 também tem um desenho de lima em forma de U, mas tem um ângulo de inclinação positivo de 45°. Uma vez que a dentina é um material resiliente, o ângulo de inclinação positivo do instrumento K3 faz com que funcione como uma máquina de barbear na superfície da dentina, pelo que será difícil manter a centragem do canal.

Estudos efectuados por Short et al. e Versumer et al. compararam a capacidade de centragem do canal dos instrumentos rotativos ProFile & Lightspeed Ni-Ti em molares mandibulares com curvaturas entre 20 e 40°. Os resultados mostraram que ambos os sistemas tinham uma secção transversal em forma de U e produziam significativamente menos transporte e estavam bem centrados. Além disso, num estudo efectuado por Miglani et al. que comparou a capacidade de centragem do canal das limas ProFile, HERO 642 e SS K em curvaturas do canal que variavam entre 20 e 40°, os instrumentos da série Profile mostraram uma capacidade de centragem do canal superior e tiveram um desempenho melhor do que as limas HERO 642 e SS K. O desenho trihelical Hedstrom do sistema Hero, com um núcleo interno mais espesso, é menos flexível e resistente à flexão. Assim, poderia ter levado o Hero 642 a mostrar mais transporte do que a configuração helicoidal tripla do Profile.

Estudos anteriores efectuados por Iqbal et al. compararam o transporte apical entre os instrumentos ProFile e ProTaper e mostraram que a capacidade da lima para permanecer centrada pode não depender inteiramente do desenho da lima em U ou da presença de terras radiais. O desenho de conicidade variável do Protaper amortece o efeito de aparafusamento. Assim, um desenho triangular convexo mais simples, como se vê no caso do Protaper, é capaz de ter um desempenho igual ou ligeiramente melhor do que o da ProFile.

TAPER

Yang et al. estudaram a capacidade de modelação de instrumentos de conicidade progressiva versus constante em canais radiculares curvos com curvaturas que variavam entre 20 e 40°. Obteve-se uma melhor conformidade com a forma original do canal utilizando a conicidade constante (Heroshaper). O cone constante produziu uma boa capacidade de centragem na secção apical em comparação com instrumentos com cones progressivos ao longo da superfície de corte (ProFile). A lima final do Protaper F3 tem uma conicidade apical de 0,09, que é muito maior do que a do Heroshaper, que tem uma conicidade de 0,04. Schafer & Vlassis e Paque et al. compararam a capacidade de moldagem do ProTaper e do RaCe em canais curvos simulados. Os estudos mostraram que ambos os instrumentos eram relativamente seguros, embora o RaCe respeitasse melhor a curvatura original do que o ProTaper. A razão pode ser atribuída aos cones variáveis ao longo da superfície de corte das limas ProTaper. A sequência de conicidade decrescente das limas de acabamento aumenta a resistência da lima, mas aumenta a rigidez das suas pontas. Por exemplo, a conicidade na ponta da ProTaper tamanho 30 é de 9%, enquanto que a conicidade de um tamanho 20 é de apenas 7%. E isso também se deve ao aumento da conicidade das limas de modelação ProTaper até 19%, enquanto os instrumentos RaCe só estão disponíveis com conicidade máxima de 10%.

Design of rotary instruments

Instruments	Cross-section	Rake angle	Taper	Tip
Profile	U-shaped	Negative	0.02–0.06	Noncutting
Light speed LS1	U-shape	Negative	Taperless	Noncutting
Quantec	Double helical	Negative	0.02–0.12	Cutting, noncutting
Hero 642	Trihelical hedstrom	Positive	0.02–0.06	Guiding
RaCe	Triangular	Negative	0.02–0.10	Safe-cutting
Protaper	Convex triangle	Negative	Increase/decrease	Guiding
K3	Modified K file	Positive	0.02–0.10	Safe-cutting
Endowave	Triangular	Negative	2, 4, 6, 8, 12	Rounded safety
M two	Italic S-shaped	Positive	4,6	Noncutting
Lightspeed LSX	Spade-shaped	Negative	Taperless	Noncutting
V taper	Parabolic	Neutral	6, 8, 10	Noncutting
Liberator	Triangular	Negative	2, 4, 6	Noncutting
EZ-fill safe sider	D-shaped	Negative	2, 4, 6, 8, 10, 12	Noncutting

Ponce de Leon Del Bello et al. estudaram os efeitos de moldagem de três tipos de limas de aço inoxidável que diferem apenas na forma da ponta, utilizando canais curvos em blocos de acrílico. Os formatos das pontas foram: (a) piramidal (Flex-O) com ângulos de transição acentuados e uma crista de corte para a frente na face, (b) cónica (Mor-Flex) com ângulos de transição acentuados e uma face lisa, e (c) bicónica (Flex-R) com ângulos de transição reduzidos e faces de guia dupla. O estudo sugeriu que durante a instrumentação rotacional crown-down, a curvatura original do canal é melhor mantida pelas pontas de lima bicónicas. As arestas de corte aumentaram a modelação para o interior porque o canal desvia a ponta do instrumento através de uma curvatura. Este transporte é aumentado quando o desenho da lima impede a remoção da parede exterior à medida que avança através de uma região curva. Assim, o desenho bicónico gera diâmetros maiores do que a ponta da lima em níveis mais coronais do que 1 mm. Os diâmetros são consistentemente menores para o desenho bicónico do que para os desenhos piramidal e cónico. A remoção do ângulo de transição e a formação de terras permite que o canal reoriente a ponta através de curvaturas. À medida que os ângulos de transição são reduzidos, a lima permanece centrada dentro do canal original e corta todos os lados de forma mais uniforme. Ponce de Leon Del Bello et al. concorda que a instrumentação de canais curvos é mais bem sucedida com instrumentos de ponta "modificada", ou seja, pontas de forma bicónica.

- A conclusão é a seguinte

a. Os instrumentos de Ni-Ti apresentam uma melhor capacidade de centragem do canal do que os instrumentos de aço inoxidável.

b. Os instrumentos com menor área de secção transversal e conicidade apresentam uma melhor capacidade de centragem do canal.

c. Os instrumentos com pontas não cortantes apresentam uma melhor capacidade de centragem do canal.[94]

CAPÍTULO 8

EFEITO DA IRRIGAÇÃO NA ZONA APICAL

Os irrigantes e outros medicamentos intracanais são adjuvantes necessários que melhoram o efeito antimicrobiano da limpeza mecânica e, assim, aumentam a eficácia clínica global.[95] Está bem estabelecido que grandes áreas das paredes do canal, particularmente no terço apical, mas também em canais em forma de fita e ovais, não podem ser limpas mecanicamente,[96,97] o que significa que a microbiota presente nestas áreas intocadas pode sobreviver. Existem bactérias residuais e outros microrganismos tanto nestes espaços de difícil acesso como nos túbulos dentinários.[98,99] A desinfeção química é uma pedra angular importante para um resultado bem-sucedido, pois é direcionada para a eliminação de microrganismos presentes nos túbulos dentinários e nas fendas, aletas e ramificações de um sistema de canais radiculares.[100,101]

OBJECTIVOS DA IRRIGAÇÃO

A irrigação tem um papel central no tratamento endodôntico. Durante e após a instrumentação, os irrigantes facilitam a remoção de microorganismos, restos de tecido e lascas de dentina do canal radicular através de um mecanismo de lavagem. Os irrigantes também podem ajudar a evitar o empacotamento dos tecidos duros e moles no canal radicular apical e a extrusão de material infetado para a área periapical. Algumas soluções de irrigação dissolvem o tecido orgânico ou inorgânico no canal radicular. Além disso, várias soluções de irrigação têm atividade antimicrobiana e matam ativamente bactérias e leveduras quando introduzidas em contacto direto com os microrganismos.[102]

SOLUÇÕES DE IRRIGAÇÃO NORMALMENTE UTILIZADAS

- Solução quimicamente não ativa

1. Água
2. Salina
3. Anestésico local

- Materiais quimicamente activos

1. Álcalis: hipoclorito de sódio 0,5 - 5,25%.
2. Agentes quelantes: ácido etileno diamino tetra acético (EDTA).
3. Agente oxidante: peróxido de hidrogénio, peróxido de carbamida.

4. Agente antibacteriano: Clorexidina, acetato de bisdequallinium.
5. Ácidos : Ácido clorídrico a 30%.
6. Enzimas: estreptoquinase, tripsina.
7. Detergente : sulfato de laruil de sódio.

SOLUÇÕES DE IRRIGAÇÃO

- Hipoclorito de sódio

O hipoclorito de sódio (NaOCl) é a solução de irrigação mais popular. O NaOCl ioniza-se na água em Na^+ e o ião hipoclorito, OCl^- , estabelecendo o equilíbrio com o ácido hipocloroso (HOCl). Em pH ácido e neutro, o cloro existe predominantemente como HOCl, enquanto que em pH alto, de 9 e acima, predomina o OCl^- . O ácido hipocloroso é responsável pela atividade antibacteriana; o ião OCl^- é menos eficaz do que o HOCl não dissolvido. O ácido hipocloroso perturba várias funções vitais da célula microbiana, resultando na morte celular.[102]

O NaOCl é normalmente utilizado em concentrações entre 0,5% e 6%. É um agente antimicrobiano potente, que mata instantaneamente a maioria das bactérias em contacto direto. É utilizado como solução não tamponada a pH 11 nas várias concentrações ou tamponado com tampão de bicarbonato (pH 9,0), geralmente como solução a 0,5% (solução de Dakin) ou a 1%. No entanto, o tamponamento não parece ter qualquer efeito importante nas propriedades do NaOCl.

Existe uma variação considerável na literatura relativamente ao efeito antibacteriano do NaOCl. O NaOCl leva mais tempo para matar as mesmas espécies. Em blocos de dentina infectados, uma solução de NaOCl a 0,25% foi suficiente para matar Enterococcus faecalis em 15 minutos; uma concentração de NaOCl a 1% necessitou de 1 hora para matar Candida albicans.[103]

Bystro'm e Sundqvist,[104] estes investigadores demonstraram que a utilização de NaOCl a 0,5% ou 5%, com ou sem EDTA para irrigação, resultou numa redução considerável das contagens bacterianas no canal, quando comparada com a irrigação com soro fisiológico. Clegg e colegas, num estudo de biofilme ex vivo, demonstraram uma forte diferença na eficácia contra as bactérias do biofilme com NaOCl a 6% e 3%, sendo a concentração mais elevada mais eficaz.

Foi demonstrado que o aquecimento do NaOCl a 60-70% aumenta as suas propriedades de solvente e de dissolução de tecidos. O sobreaquecimento deve ser evitado.

Os pontos fracos do NaOCl incluem o sabor desagradável, a toxicidade e a sua incapacidade de remover a camada de esfregaço por si só, uma vez que apenas dissolve material orgânico. A eficácia antimicrobiana limitada do NaOCl in vivo também é dececionante. O desempenho in vivo mais fraco em comparação com o in vitro é provavelmente causado por problemas de penetração nas partes mais periféricas do sistema de canais radiculares, tais como barbatanas, anastomoses, canal apical, canais laterais e canais dentinários. Também a presença de substâncias inactivadoras, tais como exsudados da área periapical, tecido pulpar, colagénio da dentina e biomassa microbiana, contrariam a eficácia do NaOCl. Recentemente, foi demonstrado por estudos in vitro que a exposição prolongada da dentina a uma concentração elevada de hipoclorito de sódio pode ter um efeito prejudicial na elasticidade e na resistência à flexão da dentina. Não existem dados clínicos sobre este fenómeno.[102]

- **EDTA e ácido cítrico (CA)**

A limpeza completa do sistema de canais radiculares requer a utilização de irrigantes que dissolvam material orgânico e inorgânico. Como o hipoclorito é ativo apenas contra o primeiro, devem ser utilizadas outras substâncias para completar a remoção da camada de smear layer e dos detritos dentinários. O EDTA e o CA dissolvem eficazmente o material inorgânico, incluindo a hidroxiapatite. Têm pouco ou nenhum efeito no tecido orgânico e, isoladamente, não têm atividade antibacteriana. A remoção da smear layer pelo EDTA ou CA melhora o efeito antibacteriano dos agentes desinfectantes utilizados localmente nas camadas mais profundas da dentina. O EDTA e o CA são fabricados sob a forma de líquidos e géis.[102]

- **Digluconato de clorexidina**

O digluconato de clorexidina (CHX) é amplamente utilizado na desinfeção em medicina dentária devido à sua boa atividade antimicrobiana. A atividade da CHX depende do pH e é também muito reduzida na presença de matéria orgânica. Vários estudos compararam o efeito antibacteriano do NaOCl e da CHX a 2% contra a infeção intracanal e mostraram pouca ou nenhuma diferença entre a sua eficácia antimicrobiana. Embora as bactérias possam ser mortas pela CHX, o biofilme e outros detritos orgânicos não são removidos por ela. No entanto, a CHX não causa erosão da dentina como o NaOCl como enxaguamento final após o EDTA, pelo que a CHX a 2% pode ser uma boa escolha para maximizar o efeito antibacteriano no final da preparação quimio-mecânica. A maior parte da investigação sobre a utilização da CHX em endodontia é efectuada utilizando modelos in vitro e ex vivo e organismos de teste gram-positivos, principalmente E faecalis. Por conseguinte, é possível que os estudos tenham dado uma imagem demasiado positiva da utilidade da CHX como agente antimicrobiano em endodontia. É necessária mais investigação para identificar o regime de irrigação ideal para vários tipos de tratamentos endodônticos. A CHX é comercializada como uma solução à base de água e como um gel (com Natrosol). Alguns estudos indicaram que o gel de CHX tem um desempenho ligeiramente melhor do que o líquido de CHX, mas as razões para as possíveis diferenças não são conhecidas.[102]

Outras soluções de irrigação

Outras soluções de irrigação utilizadas em endodontia incluem água estéril, soro fisiológico, peróxido de hidrogénio, peróxido de ureia e compostos de iodo. Todas elas, exceto os compostos de iodo, não têm atividade antibacteriana quando utilizadas isoladamente e também não dissolvem os tecidos. Por conseguinte, não existe uma boa razão para a sua utilização na irrigação dos canais em casos de rotina. Além disso, a água e as soluções salinas correm o risco de contaminação se forem utilizadas a partir de recipientes que tenham sido abertos mais do que uma vez. O iodeto de potássio e iodo (por exemplo, 2% e 4%, respetivamente) tem uma atividade antimicrobiana considerável, mas não tem capacidade de dissolução de tecidos[105,106] e pode ser utilizado no final da preparação quimio-mecânica, tal como a CHX. No entanto, alguns doentes são alérgicos ao iodo, o que deve ser tido em consideração.

- MTAD e Tetraclean

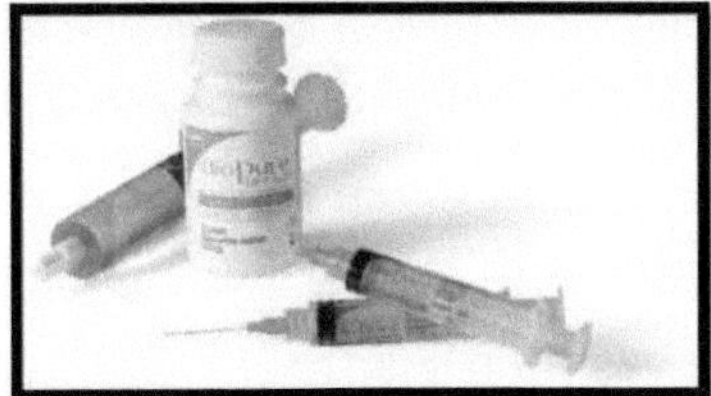

Figura 8.1- BioPure MTAD. (Cortesia da DENTSPLY Tulsa Dental, Tulsa)

Recentemente, foram desenvolvidos o MTAD e o Tetraclean, dois novos irrigantes baseados numa mistura de antibióticos, ácido cítrico e um detergente. O MTAD é a primeira solução de irrigação criada capaz de remover a smear layer e desinfetar o sistema de canais radiculares. Trata-se de uma mistura de 3% de hiclato de doxiciclina, 4,25% de ácido cítrico e 0,5% de detergente polissorbato-80 (Tween 80).[26]

Interações entre soluções de irrigação

O hipoclorito e o EDTA são as duas soluções de irrigação mais utilizadas. Como têm caraterísticas e tarefas diferentes, tem sido tentador utilizá-las como uma mistura. No entanto, o EDTA (e o CA) reduz instantaneamente a quantidade de cloro quando misturado com hipoclorito de sódio, resultando na perda da atividade do NaOCl. Assim, estas soluções não devem ser misturadas.[107] A CHX não tem atividade de dissolução de tecidos e tem havido esforços para combinar a CHX com o hipoclorito para obter benefícios adicionais das duas soluções. No entanto, a CHX e o NaOCl não são solúveis um no outro; forma-se um precipitado castanho-alaranjado quando são misturados (Fig. 8.2).

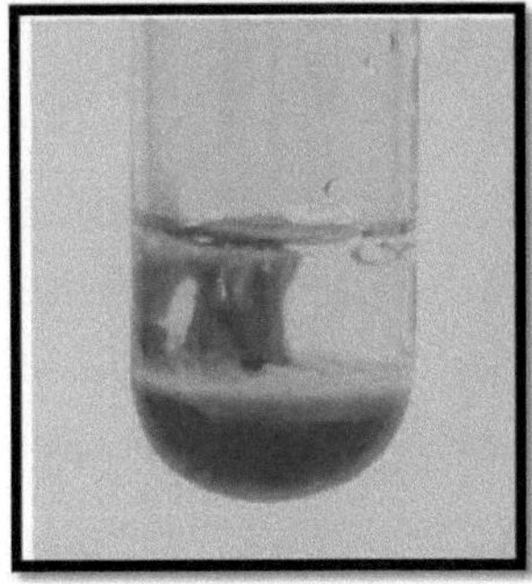

Figura 8.2 - Precipitado de cor laranja.

As caraterísticas do precipitado e da fase líquida não foram examinadas em pormenor, mas o precipitado impede a utilização clínica da mistura. A espetrofotometria de absorção atómica indicou que o precipitado contém ferro, o que pode ser a razão para o desenvolvimento da cor laranja. Foi também demonstrada a presença de paracloroanilina, que pode ter potencial mutagénico, no precipitado. A mistura de CHX e EDTA produz imediatamente um precipitado branco.[108,109] (Fig. 8.3)

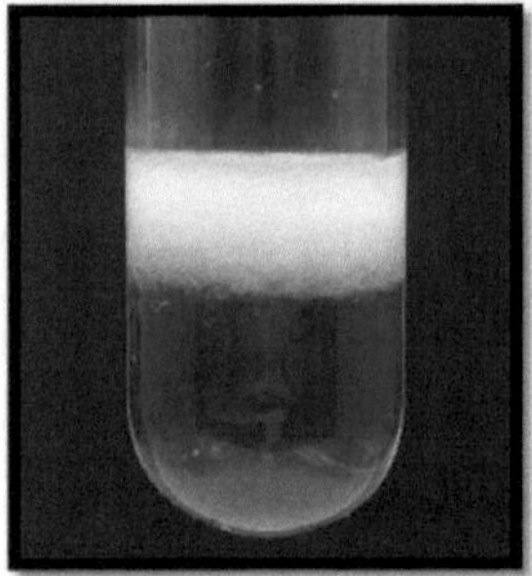

Figura 8.3 - A mistura de clorexidina com EDTA produz uma nuvem branca e alguma precipitação.

Embora as propriedades da mistura e do sobrenadante limpo não tenham sido estudadas em pormenor, parece que a capacidade do EDTA para remover a camada de esfregaço é reduzida. Muitos clínicos misturam NaOCl com peróxido de hidrogénio para irrigação do canal radicular. Apesar do borbulhamento mais vigoroso, a eficácia da mistura não demonstrou ser melhor do que a do NaOCl isolado.[102] No entanto, a combinação de peróxido de hidrogénio com CHX num modelo ex vivo.[110] Resultou num aumento considerável da atividade antibacteriana da mistura em comparação com os componentes isolados num bloco de dentina infetada. No entanto, não existem dados relativos à utilização ou eficácia da mistura no uso clínico.

DESAFIOS DA IRRIGAÇÃO

- Camada de esfregaço

A remoção da smear layer é simples e previsível quando são utilizados os irrigantes corretos. No entanto, confiar apenas no EDTA ou noutros irrigantes com atividade apenas contra a matéria inorgânica resulta numa remoção incompleta da camada. Por conseguinte, a utilização de hipoclorito durante a instrumentação não pode ser omitida. A smear layer é criada apenas nas áreas tocadas pelos instrumentos. O fornecimento de irrigantes a estas áreas é geralmente sem problemas, com a possível exceção do canal mais apical, dependendo da morfologia do canal e das técnicas/equipamentos utilizados para a irrigação. No entanto, uma irrigação descuidada, com agulhas introduzidas apenas nas partes coronais e médias do canal radicular, é suscetível de resultar na remoção incompleta da smear layer no canal radicular apical.[102]

A camada de esfregaço pode afetar negativamente a desinfeção e pode também aumentar a microinfiltração após a obturação do canal. Embora o substrato orgânico num esfregaço

A smear layer pode servir como fonte de nutrição para algumas espécies de bactérias, alguns sugeriram o contrário: que a smear layer pode atuar como uma barreira benéfica, impedindo a entrada de microrganismos nos túbulos dentinários quando um canal radicular é colonizado por bactérias entre consultas.[111] O potencial dos desinfectantes intracanais foi avaliado in vitro após a remoção da smear layer com uma combinação de NaOCl a 5,25% e EDTA a 17%. O EDTA pode ajudar a abrir canais radiculares muito estreitos e pode descalcificar até uma profundidade de aproximadamente 50 um. Uma vez que a smear layer é constituída por componentes orgânicos e inorgânicos, a utilização combinada de NaOCl e EDTA, com intervalos de tempo de 30 segundos a 60 segundos cada, é considerada mais eficaz para a sua remoção. Os desinfetantes líquidos foram eficazes contra o E. faecalis nos túbulos dentinários até a profundidade de 400 um. A camada de esfregaço, embora actue como uma barreira, pode bloquear a entrada das soluções de irrigação nos túbulos dentinários.[112] Além disso, algumas bactérias (por exemplo, Bacteroides gingivalis e Treponema denticola) têm o potencial de dissolver as proteínas da smear layer, produzindo assim lacunas que podem promover a microinfiltração coronal e apical e a multiplicação bacteriana.

O fluxo acústico do fluido de irrigação através de tratamento ultrassónico tem sido sugerido como um método para melhorar a limpeza. No entanto, este efeito ocorre principalmente nos níveis mais coronais; as áreas apicais foram menos afectadas pela irrigação activada. Como a amplitude da oscilação é maior na ponta do instrumento, a atenuação e o constrangimento afectam mais significativamente a parte apical, onde o diâmetro do canal é menor.[102]

- Erosão da dentina

Um dos objectivos do tratamento endodôntico é proteger a estrutura dentária para que os procedimentos físicos e os tratamentos químicos não provoquem o enfraquecimento da dentina/raiz. A erosão da dentina não tem sido muito estudada; no entanto, existe um consenso geral de que a erosão da dentina pode ser prejudicial e deve ser evitada. Alguns estudos mostraram que a exposição prolongada a altas concentrações de hipoclorito pode levar a uma redução considerável da resistência à flexão e do módulo de elasticidade da dentina. Estes estudos foram efectuados in vitro utilizando blocos de dentina, o que pode permitir uma penetração artificialmente profunda do hipoclorito na dentina. No entanto, mesmo a irrigação de curta duração com hipoclorito após EDTA ou CA no final do preparo quimio-mecânico causa forte erosão da dentina da superfície da parede do canal.[102] (Fig. 8.4)

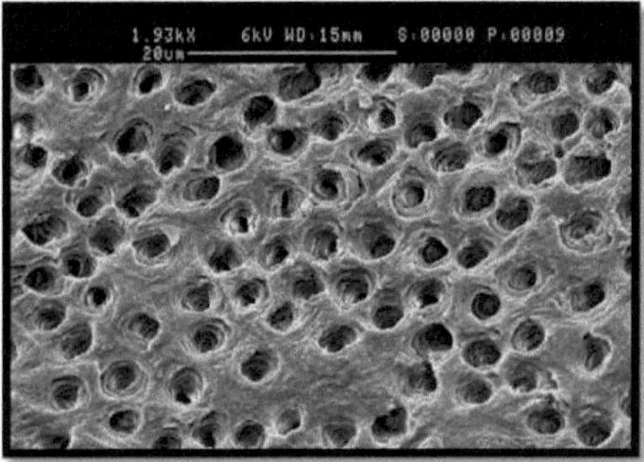

Figura 8.4 - A erosão considerável da dentina da parede do canal ocorre quando o hipoclorito é usado após o EDTA ou CA.

Embora não se saiba ao certo se a erosão da superfície é um problema negativo ou se, por exemplo, pode melhorar a ligação da dentina aos pilares, os autores são da opinião de que a irrigação com hipoclorito após os agentes de desmineralização deve ser evitada. Em vez disso, a irrigação com clorexidina pode ser usada para desinfeção adicional no final do tratamento.[102]

Limpeza das partes não instrumentadas do sistema de canal radicular

A irrigação é mais viável nas áreas instrumentadas porque a agulha de irrigação pode seguir o trajeto suave criado pelos instrumentos. A limpeza e remoção de tecido necrótico, detritos e biofilmes de áreas intocadas dependem completamente de meios químicos, e o uso suficiente de hipoclorito de sódio é o fator chave para obter os resultados desejados nestas áreas. Um estudo recente demonstrou que as áreas não tocadas, em particular as anastomoses entre canais, estão frequentemente repletas de detritos durante a instrumentação.[113] A visibilidade em exames de micro-CT indica que os detritos também contêm uma proporção considerável de material inorgânico. Embora atualmente não se saiba qual a melhor forma de remover estes detritos (se é que o podem fazer), é provável que seja necessária agitação física (por exemplo, ultra-sons) e a utilização de agentes desmineralizantes, para além do hipoclorito.

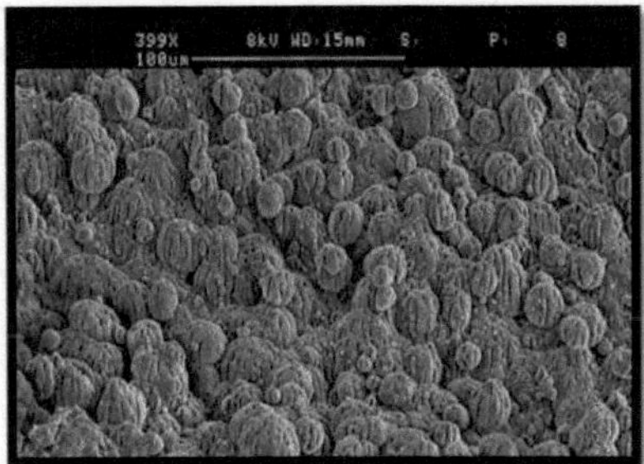

Figura 8.5- Dentina da parede do canal numa área não instrumentada após a irrigação com hipoclorito ter removido (dissolvido) os restos de tecido e a pré-dentina, revelando os grandes calcoesferitos que já se juntaram à dentina mineralizada.

Biofilme

O biofilme pode ser removido ou eliminado através dos seguintes métodos: remoção mecânica por instrumentos (eficaz apenas em algumas áreas do canal radicular); ocorre uma erosão considerável da dentina da parede do canal quando o hipoclorito é utilizado após a dissolução do EDTA ou do CA. por hipoclorito; e descolamento por energia ultra-sónica. Outros meios químicos, como a clorexidina, podem matar as bactérias do biofilme se o tempo de contacto for suficientemente longo. No entanto, como não têm capacidade de dissolução de tecidos, a biomassa microbiana morta permanece no canal se não for removida mecanicamente ou dissolvida por hipoclorito. Qualquer matéria orgânica, micróbios, tecido vital ou necrótico remanescente põe em risco a integridade do selamento da obturação radicular. Por conseguinte, o objetivo do tratamento não é apenas matar os micróbios no canal radicular, mas também removê-los o mais completamente possível.[102]

Os métodos de irrigação atualmente utilizados podem ser divididos em aplicação e ativação. Os métodos de aplicação, como a irrigação por seringa ou a irrigação por pressão negativa, podem ser aplicados de forma independente. Alguns sistemas de irrigação, como uma agulha activada por ultra-sons (Desai & Himel 2009) ou o sistema Rins-Endo (Air Techniques Inc, NY, EUA), são capazes de administrar e ativar o irrigante, pelo que também podem ser aplicados de forma independente. Por outro lado, os métodos de ativação, como a ativação sónica, ultra-sónica ou por laser, requerem normalmente a administração prévia de irrigante, mais frequentemente por irrigação com seringa. Por conseguinte, não é razoável comparar os métodos de administração com os métodos de ativação em termos de extrusão, a menos que a administração anterior à ativação também seja tida em conta. Além disso, as técnicas de irrigação esforçam-se por manter um equilíbrio crítico entre a eficácia da limpeza e a segurança do doente, e estes dois parâmetros têm de ser avaliados sempre em combinação (Haapasalo et al. 2010). As comparações relativas à extrusão do irrigante são significativas.[114]

- **Irrigação com pressão negativa e positiva**

Outra abordagem para permitir um melhor acesso da solução de irrigação é a chamada irrigação de pressão negativa. Aqui, o irrigante é administrado na **câmara de acesso e uma agulha muito fina ligada ao** dispositivo de sucção **da unidade dentária** é colocada no canal radicular. O excesso de irrigante da cavidade de acesso é então transportado apicalmente e, por fim, removido por sucção. Em primeiro lugar, uma macrocânula, equivalente a um instrumento ISO tamanho #55, cone .02, remove os detritos coronais. Subsequentemente, uma microcânula, equivalente a um instrumento de tamanho #32, cone .02, remove as partículas alojadas perto do comprimento de trabalho. Este sistema está disponível comercialmente (EndoVac, Discus Dental) e pode ser um complemento valioso na desinfeção do canal.[115] Outro dispositivo que utiliza a tecnologia de pressão e sucção é o sistema RinsEndo (Durr Dental, Bietigheim-Bissingen, Alemanha). Aspira a solução de lavagem fornecida para uma agulha de irrigação que é colocada perto do comprimento de trabalho e, ao mesmo tempo, ativa a agulha com oscilações de amplitude de 1,6 Hz. Este sistema foi investigado por vários autores e foi superior à irrigação por agulha habitual na limpeza e desinfeção.[116] Os investigadores[116] utilizaram agulhas de irrigação de calibre 30 em canais com o formato ISO #40 e compararam a irrigação com o sistema RinsEndo com a irrigação convencional por agulha e com a chamada irrigação manual-dinâmica, que envolve a ação de bombagem de um cone de guta-percha mestre instalado no interior de um canal radicular; neste estudo, foram dados 200 golpes de push-pull. O efeito de limpeza da unidade RinsEndo foi superior ao da irrigação com agulha convencional, mas a menor quantidade de resíduos foi encontrada após a agitação manual de um cone mestre.

DISPOSITIVOS E TÉCNICAS DE IRRIGAÇÃO

A eficácia e a segurança da irrigação dependem do meio de aplicação. Tradicionalmente, a irrigação tem sido efectuada com uma seringa de plástico e uma agulha de ponta aberta no espaço do canal. Está a surgir um número crescente de novos designs e equipamentos de ponta de agulha, num esforço para enfrentar melhor os desafios da irrigação.[102]

- <u>**Administração de seringas**</u>

1. Seringas

As seringas de plástico de diferentes tamanhos (1-20 ml) são mais frequentemente utilizadas para irrigação, embora as seringas de grande volume permitam potencialmente poupar algum tempo. (Fig. 8.6) São mais difíceis de controlar a pressão e podem ocorrer acidentes. Por isso, para maximizar a segurança e o controlo, recomenda-se a utilização de seringas de 1 a 5 ml em vez das seringas maiores. Todas as seringas para irrigação endodôntica devem ter um design Luer-Lok. Devido às reacções químicas entre muitos irrigantes, devem ser utilizadas seringas separadas para cada solução.[102]

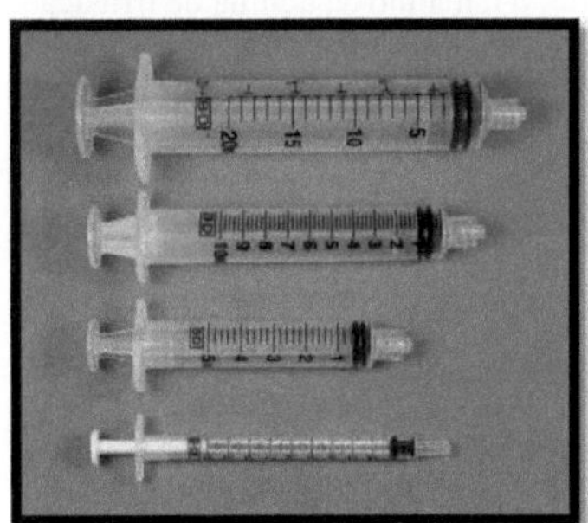

Figura 8.6 - Seringas de plástico para irrigação.

A aplicação de um irrigante num canal por meio de uma seringa permite a colocação exacta, a reposição do fluido existente, a lavagem de partículas de detritos maiores, bem como o contacto direto com microrganismos em áreas que são alcançadas pela ponta da agulha.

2. Agulhas

A troca efectiva de irrigante é limitada a 1 a 1,5 mm apicalmente à ponta da agulha, com a dinâmica do fluido a ocorrer perto da saída da agulha.[117] Este foi o caso mesmo que o diâmetro da ponta da agulha fosse três tamanhos ISO inferiores ao diâmetro da preparação apical.[118] O volume e a velocidade do fluxo de fluido são proporcionais à eficiência da limpeza dentro de um canal radicular. Por conseguinte, tanto o diâmetro como a posição da saída da agulha determinam o sucesso do desbridamento quimiomecânico; a colocação próxima do comprimento de trabalho é necessária para garantir a troca de fluidos.[118]

A escolha de uma agulha de irrigação adequada é, por isso, importante. Embora as agulhas de maior calibre permitam que o irrigante seja lavado e reabastecido mais rapidamente, o diâmetro mais largo da agulha não permite a limpeza das áreas apicais e mais estreitas do sistema de canais radiculares. O excesso de pressão ou o encravamento das agulhas nos canais durante a irrigação, sem possibilidade de refluxo do irrigante, deve ser evitado em todas as circunstâncias para impedir a extrusão do irrigante para os espaços periapicais. Em dentes jovens com forames apicais largos ou quando a constrição apical já não existe, deve ter-se especial cuidado para evitar a reabsorção ou a preparação excessiva do canal radicular. Outro aspeto é a proximidade da ponta da agulha ou da saída ao ponto final apical da preparação do canal para permitir a proximidade direta do irrigante fresco às paredes do canal.[118] A este respeito, o tamanho da agulha de irrigação, bem como o tamanho apical e a conicidade da preparação do canal radicular, desempenham um papel importante para permitir o contacto dos irrigantes com as áreas adjacentes do canal. A maioria dos canais radiculares que não foram instrumentados são demasiado estreitos para serem alcançados eficazmente pelos desinfectantes, mesmo quando são utilizadas agulhas de irrigação muito finas. Por conseguinte, a limpeza eficaz do canal radicular deve incluir a agitação intermitente do conteúdo do canal com um instrumento pequeno para evitar a acumulação de detritos na porção apical do canal radicular. O tamanho e a conicidade da preparação determinam, em última análise, a proximidade a que uma agulha pode ser colocada nos milímetros apicais finais de um canal radicular. Algumas agulhas e pontas de sucção podem ser ligadas à seringa de ar/água para aumentar a velocidade do fluxo de irrigante e o volume de irrigante. Alguns exemplos incluem o Stropko Irrigator (Vista Dental Products), que é um adaptador que se liga à seringa de ar/água e aceita pontas de agulha padrão Luer-lock para remoção e aplicação do irrigante, bem como para secagem ao ar. Vários estudos demonstraram que o irrigante tem apenas um efeito limitado para além da ponta da agulha devido à zona de água morta ou, por vezes, a bolhas de ar no canal radicular apical, que impedem a penetração apical da solução. No entanto, apesar de as agulhas mais pequenas permitirem a administração do irrigante perto do ápice, isto não é isento de preocupações de segurança. Nos últimos anos, foram introduzidas várias modificações no desenho da ponta da agulha para facilitar a eficácia e minimizar os riscos de segurança[102]

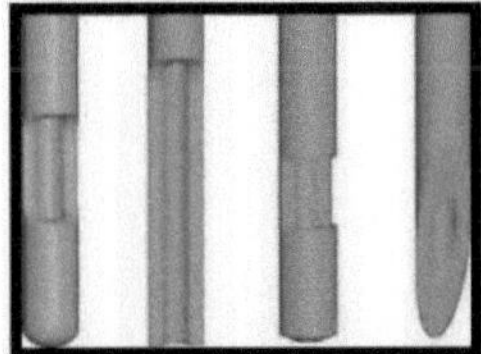

Figura 8.7 - Quatro desenhos diferentes de agulhas, produzidos por modelos de malha computorizados baseados em agulhas reais e virtuais.

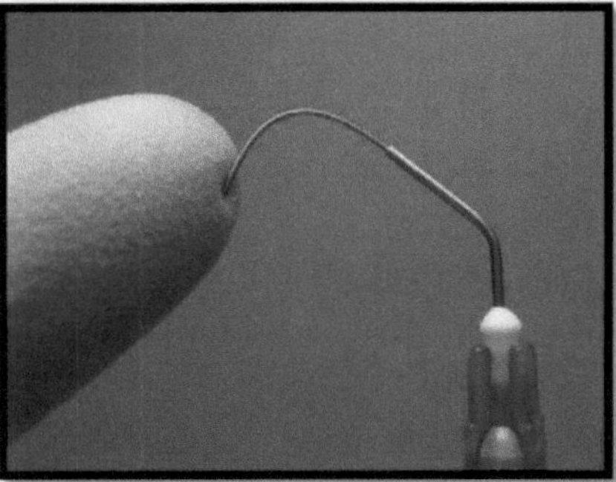

Figura 8.8 - A agulha Flexiglide para irrigação também acompanha facilmente canais curvos.

Max-i-Probe

O Max-i-Probe (Dentsply International, York, PA) é um sistema de irrigação manual muito utilizado. Tem uma sonda de irrigação de extremidade fechada com dispersão de porta lateral que cria um movimento de lavagem ascendente. (Fig-8.9) A extremidade fechada e redonda reduz o risco de danos no ápice. Kahn e outros, no seu estudo, descobriram que a Max-i-Probe era mais eficaz na irrigação do que as agulhas convencionais utilizadas por rotina. (Fig. 8.10)

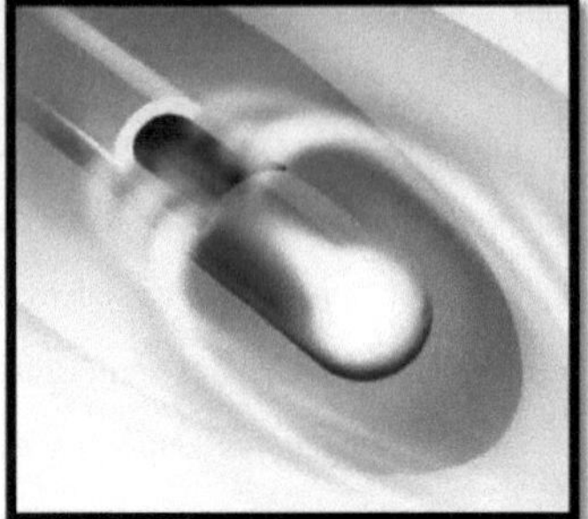

Figura 8.9 - Orifício lateral na agulha Max-i-probe

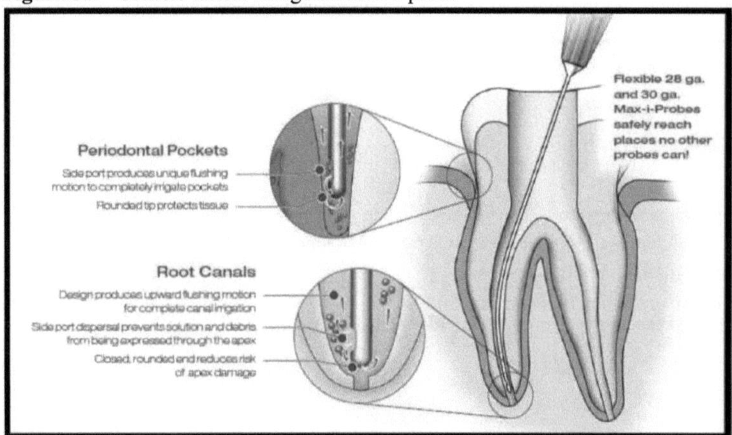

Figura 8.10- Utilizações da agulha Max-i-probe

Rega de ativação manual

O irrigante que é colocado no interior do canal radicular atinge mais eficazmente as fendas e as áreas mecanicamente intocadas se for agitado no interior do canal radicular. Foram recomendados movimentos coronoapicais da agulha de irrigação, movimentos de agitação com pequenos instrumentos endodônticos e movimentos manuais de empurrar-puxar utilizando um cone mestre de guta-percha adaptado.[119]

- Pontos de Gutta-percha

O reconhecimento da dificuldade de irrigação do canal apical levou a várias técnicas inovadoras para facilitar a penetração de soluções no canal. Uma delas inclui a utilização de cones de guta-percha de encaixe apical num movimento para cima e para baixo no comprimento de trabalho. Embora isso facilite a troca da solução apical, o volume total de solução fresca no canal apical provavelmente permanecerá pequeno. No entanto, os benefícios da irrigação assistida por pontas de guta-percha foram demonstrados em 2 estudos recentes.[102]

Irrigação Sonoramente Activada

Num estudo[120] os investigadores sugeriram que tanto a irrigação sónica passiva como a ultra-sónica tornavam os canais radiculares significativamente mais limpos do que a preparação manual. O desbridamento dos canais radiculares suportado por irrigação sónica e activada por ultra-sons foi superior à aplicação passiva de irrigantes por agulha. No entanto, em comparação com a ativação sónica, a irrigação ultra-sónica produziu canais significativamente mais limpos.[120] Outros investigadores não descobriram qualquer diferença significativa no desbridamento entre a ativação sónica ou ultra-sónica de fluidos no interior de um canal radicular. A diferença reside nos movimentos oscilatórios: os dispositivos sónicos variam entre 1500 Hz e 6000 Hz e o equipamento ultrassónico requer vibrações superiores a 20.000 Hz.[121] A irrigação sónica ou ultra-sónica pode ser efectuada com fios lisos activados ou inserções de plástico, instrumentos endodônticos ou agulhas de irrigação activadas. Os exemplos incluem os insertos EndoSonor (DENTSPLY Maillefer) e EndoSoft ESI (EMS, Nyon, Suíça), o sistema EndoActivator (DENTSPLY Tulsa Dental) e a seringa sónica Vibringe (Vibringe, Amesterdão, Países Baixos).

- **EndoActivator**

O EndoActivator (Advanced Endodontics, Santa Barbara, CA, EUA) é um novo tipo de facilitador de irrigação. Baseia-se na vibração sónica (até 10.000 cpm) de uma ponta de plástico no canal radicular. O sistema tem 3 tamanhos diferentes de pontas que são facilmente fixadas (encaixáveis) na peça de mão que cria as vibrações sónicas.[102] (Fig. 8.11)

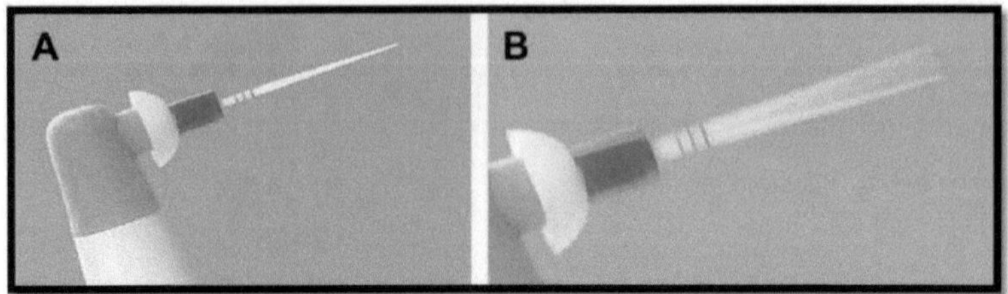

Figura 8.11 - (A) EndoActivator com a ponta de plástico grande (azul). (B) A mesma ponta em movimento sónico

O EndoActivator não fornece novo irrigante ao canal, mas facilita a penetração e a renovação do irrigante no canal. Dois estudos recentes indicaram que a utilização do EndoActivator facilita a penetração do irrigante e a limpeza mecânica em comparação com a irrigação com agulha, sem aumento do risco de extrusão do irrigante através do ápice.

- **Vibração**

O Vibringe (Vibringe BV, Amesterdão, Países Baixos) é um novo sistema de irrigação sónica que combina vibrações acionadas por bateria (9000 cpm) com irrigação manual do canal radicular. (Fig. 8.12) O Vibringe utiliza o tipo tradicional de seringa/agulha, mas adiciona vibração sónica.[102]

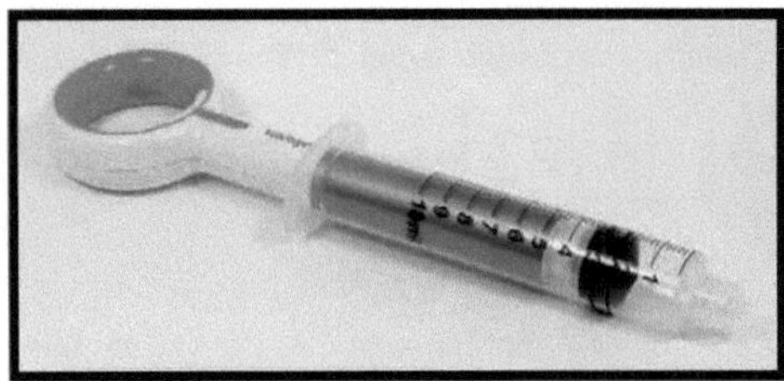

Figura 8.12- O irrigador Vibringe cria vibrações sónicas na seringa e na agulha.

- **EndoVac**

O EndoVac (Discus Dental, Culver City, CA, EUA) representa uma nova abordagem à irrigação, uma vez que, em vez de administrar o irrigante através da agulha, o sistema EndoVac baseia-se numa abordagem de pressão negativa em que o irrigante colocado na câmara pulpar é sugado para baixo do canal radicular e novamente para cima através de uma agulha fina com um desenho especial. (Fig. 8.13)

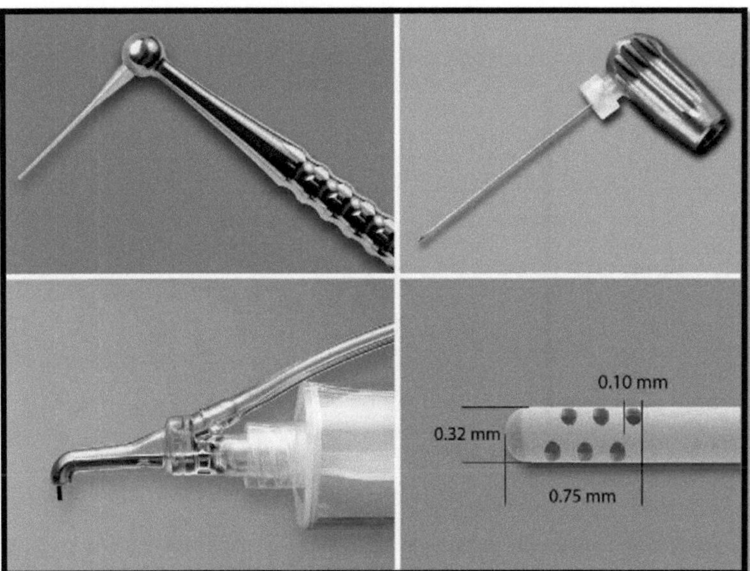

Figura 8.13 - O sistema EndoVac utiliza pressão negativa para efetuar uma irrigação segura e eficaz do canal mais apical possível. O irrigante na câmara pulpar é sugado para baixo do canal radicular e volta a subir através da agulha, ao contrário do método clássico de irrigação.

Existem provas de que, em comparação com a irrigação tradicional com agulha e alguns outros sistemas, o sistema EndoVac reduz consideravelmente os riscos associados à irrigação perto do forame apical. Outra vantagem do fluxo invertido de irrigantes pode ser uma boa limpeza apical ao nível de 1 mm e um forte efeito antibacteriano quando é utilizado hipoclorito, como demonstrado por estudos recentes.[123]

Irrigação activada por ultra-sons

Os instrumentos ultra-sónicos tornaram-se agora indispensáveis, com pontas bem adaptadas de vários fabricantes. Durante a preparação, as pontas ultra-sónicas são capazes de remover quantidades mínimas de dentina, conservando o máximo de estrutura dentária possível. A visibilidade é melhor do que com as brocas, e as pontas podem ser revestidas com diamante para aumentar a sua eficiência. No entanto, todas as pontas desenvolvem um calor significativo que é transferido através das paredes da dentina e pode causar necrose do osso circundante se forem utilizadas sem líquido de refrigeração. A elevação da temperatura também ocorre durante a utilização da potência ultra-sónica durante a irrigação do canal radicular[124] e melhora o efeito antibacteriano através do aquecimento da solução de irrigação. A ação ultra-sónica é mais eficaz se a lima puder oscilar livremente dentro de um determinado canal radicular.

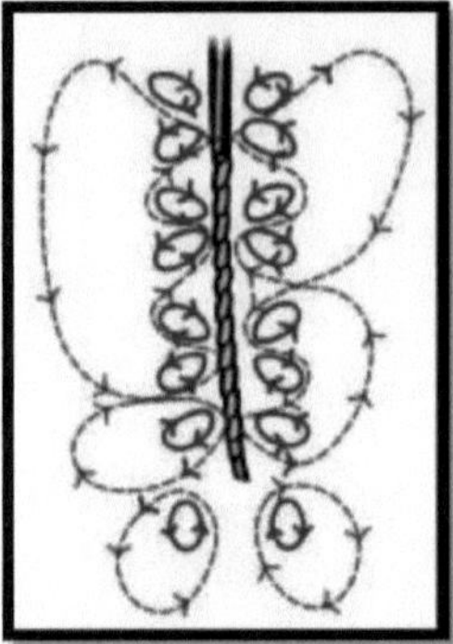

Figura 8.14 - Irrigação **por ultra-sons**

A irrigação ultra-sónica passiva é definida como a ativação do agente de lavagem sem preparação simultânea das paredes do canal radicular. Acredita-se que a irrigação ultra-sónica passiva promove a remoção e a dissolução dos tecidos e pode ser feita com um fio liso que evite danificar as paredes do canal e alterar a forma de forma indesejável. Esta estratégia permite a limpeza de áreas de istmo, aletas ou canais em forma de C por fluxo acústico e, em menor grau, cavitação, bem como (até certo ponto) outras áreas de difícil acesso, como túbulos dentinários ou canais laterais. A desinfeção torna-se mais eficaz, uma consideração importante em casos necróticos.[124] Kuah et al. demonstraram que, para eliminar a smear layer e os detritos na região apical de um canal radicular preparado, uma aplicação de 1 minuto de EDTA com ultra-sons, seguida de uma lavagem final com NaOCl, era o método mais eficaz.

Outros dispositivos

- Irrigador de segurança

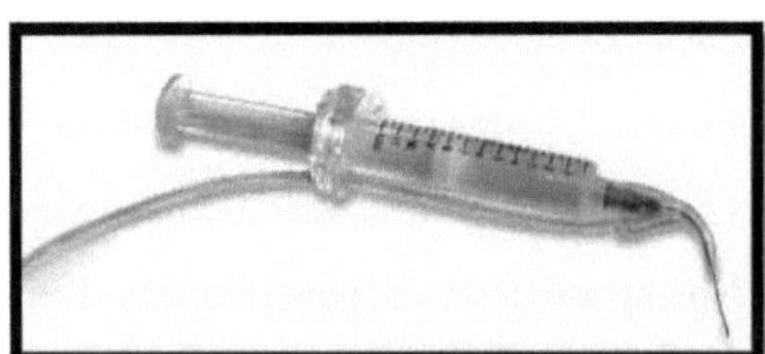

Figura 8.15- O Irrigador de Segurança

O Safety-Irrigator é um sistema de irrigação/evacuação que aplica apicalmente o irrigante sob pressão positiva através de uma agulha fina que contém uma abertura lateral e evacua a solução através de uma agulha grande no orifício do canal radicular. Até à data desta publicação, não existe informação disponível sobre a sua segurança ou eficácia. Na ausência de provas claras de segurança e eficácia através de literatura revista por pares, o leitor é aconselhado a ter cuidado na escolha de um dispositivo de irrigação.

- *Ficheiro auto-ajustável*

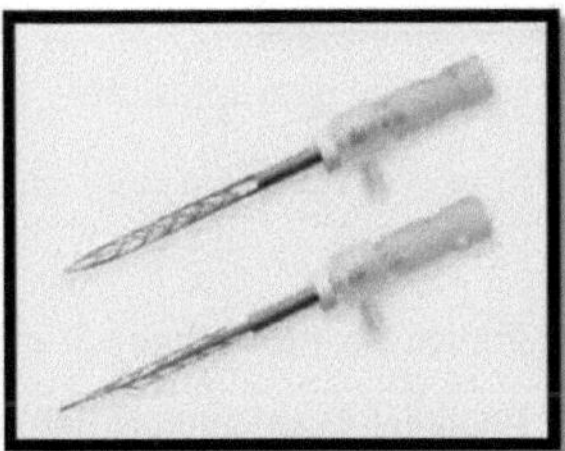

Figura 8.16- O instrumento SAF é fabricado como um cilindro oco e fino de treliça de NiTi que é comprimido quando inserido no canal radicular e se adapta à secção transversal do canal. Está ligado a uma peça de mão vibratória. A irrigação contínua é aplicada através de um cubo especial na parte lateral da sua haste

A SAF foi recentemente introduzida principalmente como uma lima endodôntica. Também deve ser considerado como um dispositivo de irrigação, uma vez que a lima é oca, o que permite a irrigação contínua. O irrigante é administrado através de um cubo de rotação livre ao qual está ligado um tubo de silicone. Pode ser utilizada uma unidade de irrigação especial (VATEA, ReDent, Raanana, Israel) ou qualquer unidade do tipo fisio-dispensador para fornecer um fluxo constante de irrigante a 5 ml/min. Isto mantém um fluxo contínuo de irrigante fresco e totalmente ativo, facilitando a saída de resíduos de tecido e pó de dentina que são gerados pela utilização da lima. Pensa-se que não é criada qualquer pressão positiva no canal durante este procedimento de irrigação contínua. A estrutura metálica aberta permite que o irrigante saia livremente, minimizando o risco de transporte do irrigante para além do forame apical.[26]

- *CurarOzona*

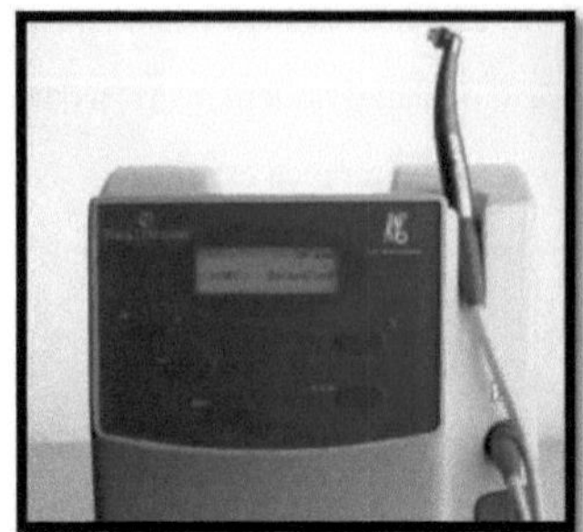 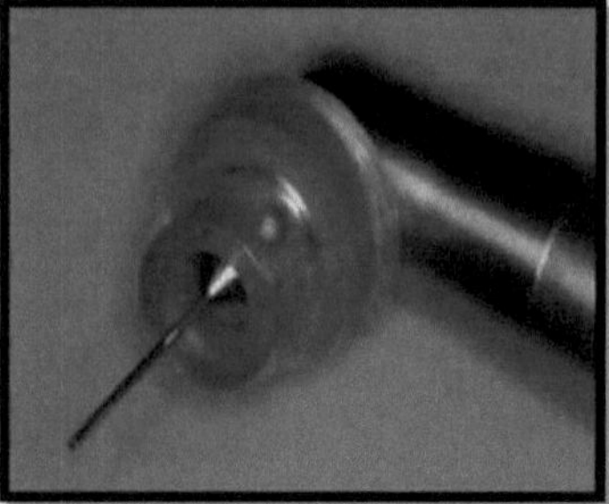

Figura 8.17 - Equipamento HealOzone com uma ponta especial para aplicação intracanal

O ozono (também conhecido como oxigénio triatómico ou trioxigénio) é um composto natural constituído por três átomos de oxigénio. Encontra-se na natureza sob a forma de gás na estratosfera, numa concentração de 1 a 10 ppm, sendo continuamente criado e destruído a partir de O_2 molecular. As propriedades microbiológicas e metabólicas fiáveis do ozono, tanto na fase gasosa como na fase aquosa, fazem dele um desinfetante útil com uma vasta gama de atividade. O ozono, na fase gasosa ou aquosa, demonstrou ser um agente antimicrobiano potente e fiável contra bactérias, fungos, protozoários e vírus. É geralmente aceite que o potencial oxidante do ozono induz a destruição das paredes celulares e das membranas citoplasmáticas de bactérias e fungos.[26]

s Água superoxidada

A água superoxidada, também designada por água activada electroquimicamente ou água com potencial oxidativo, é uma solução salina que foi electrolisada para formar água superoxidada, ácido hipocloroso e radicais de cloro livre. Está disponível como Sterilox (Sterilox Technologies, Radnor, PA). Esta solução não é tóxica para os tecidos biológicos, mas é capaz de matar microorganismos. A solução é gerada por eletrólise de solução salina, um processo não diferente do utilizado na produção comercial de NaOCl.[26]

- Desinfeção fotoactivada

A terapia fotodinâmica (PDT) ou terapia activada por luz (LAT) pode ter aplicações endodônticas devido à sua eficácia antimicrobiana. Em princípio, a estratégia utiliza um fotossensibilizador seletivamente acumulado ou produzido endogenamente (composto fotoactivo). A ativação de moléculas fotossensibilizadoras por um comprimento de onda específico de luz produz entidades químicas deletérias que matam as bactérias. O oxidante forte gerado durante o processo pode atuar em múltiplos alvos numa célula microbiana, provocando danos nas membranas, inativação de enzimas e danos no ADN genómico e plasmídico, resultando na morte instantânea. Além disso, a morte de bactérias activada pela luz tem um amplo espetro de atividade antimicrobiana com uma probabilidade mínima de dar origem a uma população microbiana resistente, o que a torna um desinfetante ideal.[26]

i Desinfeção por ultravioletas intra-luz

A luz ultravioleta (UV) é amplamente utilizada para fins de desinfeção. O Intra Light (Inter Light, Or-Yehuda, Israel) consiste num iluminador UV intracanal com as dimensões de uma lima endodôntica, que permite uma iluminação circunferencial uniforme das paredes do canal radicular com luz UV de 254 nm. Uma iluminação adicional das paredes do canal com luz UV de 254 nm (300 mJ/cm2) tornou 96% dos canais livres de bactérias cultiváveis. Uma vasta gama de bactérias é sensível à luz UV de 254 nm, incluindo as que são resistentes ao $Ca(OH)_2$

A irrigação tem um papel fundamental no sucesso do tratamento endodôntico. Embora o hipoclorito seja a solução de irrigação mais importante, nenhum irrigante isolado pode realizar todas as tarefas exigidas pela irrigação. A compreensão detalhada do modo de ação das várias soluções é importante para uma irrigação óptima. Novos desenvolvimentos em dispositivos mecânicos ajudarão a promover uma irrigação segura e eficaz.[102]

SELECÇÃO DE IRRIGANTES

- **TECIDO PULPAR VITAL**

Ao manusear dentes vitais ou parcialmente vitais, o hipoclorito de sódio pode ser uma boa escolha. A capacidade de dissolução de tecidos deste irrigante pode ajudar a remover o tecido pulpar friável que, de outro modo, é difícil de remover com uma broca farpada.[125]

- **ABSCESSO AGUDO**

Na consulta de urgência, o irrigante preferido nas fases iniciais após o estabelecimento da drenagem deve ser água morna ou soro fisiológico.[126] O NaOCl não deve ser utilizado em canais lacrimejantes, uma vez que forma aglomerados que podem causar a obstrução da constrição apical e impedir a drenagem. Se a patência através do ápice se mantiver, o NaOCl pode ser utilizado se o canal tiver de ser preparado na consulta de urgência. Noutra consulta, se for necessário encerrar um caso sem preparação do canal, pode ser utilizado NaOCl e H2O2 alternados para borbulhar os detritos. Mas o último irrigante utilizado deve ser o soro fisiológico.

- **ABCESSOS APICAIS CRÓNICOS**

A irrigação com NaOCl é superior à irrigação com soro fisiológico em dentes com abcessos periapicais crónicos.

- **LESÃO PERIAPICAL**

Nestas condições, deve ser feita uma troca livre entre os irrigantes para que o oxigénio seja fornecido e mate os anaeróbios.

- **CANAIS ESTREITOS**

O NaOCl não alcança o ápice de canais pequenos, até que os canais sejam ampliados para o tamanho 20 ou mais. O glioxido actua como um bom lubrificante, pelo que pode ser manipulado em canais pequenos e libertará oxigénio mesmo em recessos profundos. O glioxido deve ser o principal irrigante em canais pequenos, até atingir o tamanho 20 e depois mudar para NaOCl.[125]

- **CANAIS CURVOS**

A melhor utilização do Glyoxide é em canais estreitos e curvos, utilizando a ação escorregadia do Glyoxide.[125]

- **APARELHOS LARGOS**

O glioxido é melhor tolerado pelos tecidos periapicais, com maior atividade solvente e germicida do que o H2O2. Por isso, é útil para tratar canais com ápices largos.

- **ABRIR FORAMINA**

O NaOCl é irritante para os tecidos periapicais. O H2O2, o Glioxido ou a Clorexidina são melhores porque causam pouca irritação periapical.

- **CANAIS CALCIFICADOS**

Os agentes quelantes (EDTA a 17%) podem ser úteis na localização de orifícios difíceis de encontrar, selando a câmara entre as consultas.

Uma vez que os orifícios estão menos calcificados do que a dentina circundante, um amolecimento suficiente pode permitir a sua localização com a ponta afiada do explorador endodôntico na consulta seguinte.[126]

- **CANAIS DE DRENAGEM OU OBSTRUÍDOS**

Os agentes quelantes devem ser utilizados com precaução em canais com rebordos ou bloqueados. Porque se instrumentos afiados forem forçados contra uma parede amolecida pelo agente quelante, formar-se-á um novo canal falso.[26]

- **APEXIFICAÇÃO**

Quando a irrigação é efectuada entre duas consultas, é aconselhável alternar entre NaOCl e H2O2. A efervescência permite um maior desbridamento físico e ajuda a eliminar os detritos das cérvices.

- **PASTA NECRÓTICA**

As bactérias anaeróbias estão presentes na polpa necrótica. A combinação de NaOCl e H2O2 dá origem a oxigénio nascente e formação de espuma. Uma manipulação mínima da lima resultará numa maior formação de espuma e numa distribuição mais ampla do oxigénio.

- **CANAL LATERAL**

Quando se utiliza 2,6% a 5,25% de NaOCl em conjunto com um instrumento com energia ultra-sónica, obtêm-se canais radiculares mais limpos, canais em beco sem saída, istmos e canais laterais.

- **CANAIS AUXILIARES**

De acordo com Buchanan, o NaOCl deixado na região apical do canal durante 5-10 minutos é a única forma de limpar o canal auxiliar

- **HEMORRAGIA PERSISTENTE**

A hemorragia persistente após a remoção grosseira do tecido pulpar pode dever-se à presença de fragmentos de tecido nos recessos inacessíveis. Uma combinação de hipoclorito de sódio a 0,5% e peróxido de hidrogénio a 3% seria útil. A ação efervescente do peróxido de hidrogénio retira os tecidos pulpares destas áreas e expõe-nos à ação do hipoclorito de sódio.

- **LUBRIFICAÇÃO**

O EDTA, o glioxido, o soro fisiológico ou a água destilada serão suficientes durante a moldagem do canal como agentes lubrificantes.[126]

- **DESCARGA DE EXSUDADO:**

O soro fisiológico morno é o irrigante de eleição, quando há descarga de exsudados do canal. O NaOCl não deve ser utilizado durante a descarga ativa, uma vez que irá aglomerar a descarga e bloquear a drenagem. Quando a drenagem estiver completamente concluída, o NaOCl pode ser utilizado como último irrigante.

- **CANAL EM FORMA DE C:**

O enchimento contínuo ao longo da periferia de C, a quantidade abundante de NaOCl a 5,2 % é necessária para assegurar a remoção máxima de tecido ou a cessação da hemorragia.

ACONDICIONAMENTO DE LASCAS DENTÁRIAS NO FORAME APICAL:

Ocorre devido à não utilização de irrigação abundante com NaOCl e à não recapitulação do canal durante a limpeza e a moldagem. Remoção de lascas compactadas com lima K pequena com pontas curvas em canais curvos pequenos deve ser feito. Em canais de grandes dimensões recomenda-se a irrigação vigorosa do canal com NaOCl.

PERFURAÇÃO DA RAIZ LATERAL:

Recomenda-se a irrigação com solução salina normal e H2O2 a 3%. O NaOCl não é utilizado, uma vez que irrita os tecidos.[26]

REMOÇÃO DO ENCHIMENTO DE PASTA

Com uma lima K de tamanho 15 ou 20, recomenda-se uma irrigação abundante com NaOCl. A instrumentação ultra-sónica e a lavagem também funcionam bem para desbridar o canal cheio de restos de pasta.

REABSORÇÃO INTERNA E EXTERNA

Inicialmente, deve ser utilizada uma irrigação abundante com 2,5 % de NaOCl para soltar e dissolver os restos pulpares aderidos na área do defeito de reabsorção inacessível ao procedimento de limagem. Os instrumentos de ultra-sons, juntamente com a lavagem de grande volume, também podem ser eficazes na limpeza das áreas reabsorvidas. O efeito de cavitação ajuda a deslocar detritos inacessíveis e o efeito bactericida do NaOCl promove uma limpeza óptima das áreas reabsorvidas.

APICOECTOMIA:

Estudos relatam que o gluconato de clorexidina (0,2%) reduz a flora recuperável dos locais de apicectomia em 94,4% imediatamente após a aplicação.

CAPÍTULO 9

EFEITO DA OBTURAÇÃO NO TERÇO APICAL

O sucesso do tratamento endodôntico foi originalmente baseado na tríade desbridamento, desinfeção completa e obturação do canal radicular, que é igualmente importante. Uma meta-análise dos factores que influenciam a eficácia do tratamento primário do canal radicular concluiu que os quatro factores seguintes influenciavam o sucesso: a ausência de uma lesão periapical pré-tratamento, obturações do canal radicular sem espaços vazios, obturação até 2,0 mm do ápice e uma restauração coronal adequada. Num estudo radiográfico inicial sobre o sucesso e o insucesso, Ingle e colegas indicaram que 58% dos insucessos do tratamento se deviam a uma obturação incompleta. Infelizmente, os dentes que são mal obturados são muitas vezes mal preparados. Podem ter ocorrido erros de procedimento, tais como perda de comprimento, transporte do canal, perfurações, perda do selamento coronal e fratura vertical da raiz, que demonstraram afetar negativamente o selamento apical.[39]

- QUANDO É QUE O CANAL ESTÁ PRONTO PARA SER OBTURADO?

A obturação do espaço radicular é idealmente realizada depois de a limpeza e a moldagem terem sido concluídas com um tamanho ótimo. Embora não exista um consenso universal sobre o que constitui um tamanho ótimo, parece que o(s) canal(is) deve(m) estar seco(s), sem "derrame" de fluidos para o espaço radicular? Idealmente, o dente deve ser assintomático, embora tenha sido demonstrado que os dentes completamente instrumentados, mas com sintomas ligeiros ou mesmo significativos, se tornam assintomáticos após a obturação. Há também relatos que mostram a importância da obturação dos canais após culturas bacterianas negativas. Jogren et al. 94% dos casos com culturas negativas foram bem sucedidos, enquanto apenas 68% dos casos com culturas positivas foram bem sucedidos.[39]

• EXTENSÃO APICAL DA OBTURAÇÃO: ONDE E PORQUÊ?

Já em 1930 e novamente em 1967, Grossman 4 observou que não havia um acordo geral sobre onde uma obturação de canal deveria terminar. No entanto, o consenso era que deveria ser a junção dentinocementária. A tendência na altura era a de obturar um canal "mesmo com o ápice da raiz ou pouco antes dele, em vez de encher demasiado o canal". Atualmente, reconhecemos uma diferença semântica entre sobre-obturação e sobre-extensão. A sobre-obturação denota, de facto, a obturação total do espaço do canal radicular com o excesso de material a sair para além do forame apical. A sobreextensão também denota o preenchimento do material para além do ápice, mas o canal pode não ter sido preenchido adequadamente dentro dos seus limites. A junção dentinocemental foi descrita por Kuttler como uma média de aproximadamente 0,5 a 0,7 mm da superfície externa do forame apical.[39]

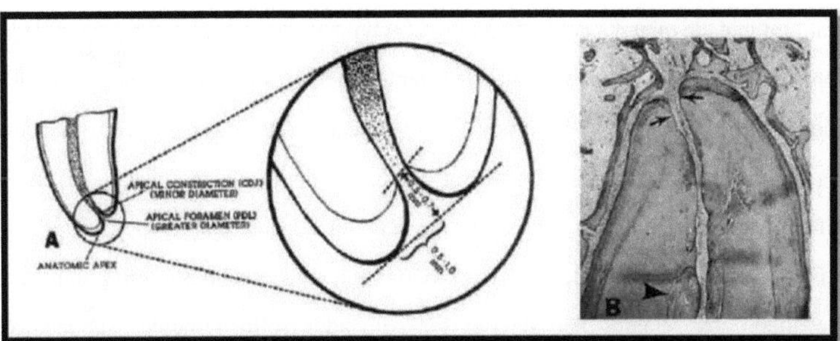

Figura 9.1 - Terminação ideal da preparação e obturação do canal. A. A constrição apical na junção cimento-dentinária marca o fim do canal radicular. A partir deste ponto até ao ápice anatómico (0,5 a O,7mml, o tecido é periodontal. B, Fotomicrografia do periápice. setas pequenas na junção cementodentinária, seta grande em baixo) na inclusão da dentina.

Assim, pode ser interpretado que a obturação até ao ápice radiográfico é, de facto, uma obturação excessiva. Blayney defendeu a obturação logo abaixo do ápice radiográfico, enquanto Morse e colaboradores l4 tiveram melhor sucesso clínico com obturações radiograficamente niveladas do que com obturações abaixo do ápice radiográfico. Mais recentemente, utilizando microscopia ótica, Ponce e Fernandezls encontraram uma grande variação nas medidas da extensão do cemento para o interior do canal radicular, sugerindo que a sua medição precisa é ainda mais inconsistente. Wu et al. defenderam diferentes posições para a extensão da obturação apical com base no estado pulpar, sendo que os canais radiculares de polpa vital se saem melhor com obturações 2 a 3 mm aquém do ápice radiográfico. Eles também descobriram que o melhor sucesso em casos não vitais foi alcançado quando preenchidos dentro de 2 mm do ápice radiográfico. Schaeffer e colaboradores apresentaram recentemente uma análise de vários estudos de sucesso/fracasso baseados em diferentes comprimentos de obturação. Os seus resultados indicam uma melhor taxa de sucesso quando a obturação é feita a uma distância curta do ápice radiográfico.[39]

Influência dos selantes na zona de controlo apical

Os selantes do canal radicular são necessários para selar o espaço entre a parede dentinária e a interface do núcleo obturador. Os selantes também preenchem os espaços vazios e as irregularidades do canal radicular, dos canais laterais e acessórios, e os espaços entre as pontas de guta-percha utilizadas na condensação lateral. Os selantes também servem como lubrificantes durante o processo de obturação. Os selantes devem ser biocompatíveis e bem tolerados pelos tecidos perirradiculares. Todos os selantes apresentam toxicidade quando são misturados recentemente; no entanto, a sua toxicidade é grandemente reduzida com a secagem. Os selantes são reabsorvíveis quando expostos aos tecidos e fluidos teciduais. A cicatrização e reparação dos tecidos geralmente não são afectadas pela maioria dos selantes, desde que não haja produtos de degradação adversos do selante ao longo do tempo. Os produtos de degradação dos selantes podem ter um efeito adverso na capacidade proliferativa das populações de células perirradiculares. Como resultado, os selantes não devem ser colocados rotineiramente nos tecidos perirradiculares como parte de uma técnica de obturação. Embora tenha sido observada uma resposta osteogénica, a capacidade destes selantes para manter um pH elevado ao longo do tempo tem sido questionada.[26] Os selantes mais populares são as formulações de óxido de zinco-eugenol, selantes de hidróxido de cálcio, ionómeros de vidro e resinas. Independentemente do selante selecionado, todos apresentam toxicidade até à sua secagem. Por este motivo, deve evitar-se a extrusão de selantes para os tecidos perirradiculares.

Óxido de zinco e Eugenol

Os selantes de óxido de zinco-eugenol têm um historial de utilização bem sucedida durante um longo período de tempo. Foi introduzido por Rickert e Dixon.[127] Os selantes de óxido de zinco-eugenol serão absorvidos se forem extrudidos para os tecidos perirradiculares. Apresentam um tempo de presa lento, retração na presa, solubilidade e podem manchar a estrutura dentária. Uma vantagem deste grupo de selantes é a atividade antimicrobiana.[26]

Selantes de hidróxido de cálcio

Os selantes de hidróxido de cálcio foram desenvolvidos para atividade terapêutica. Pensou-se que estes selantes teriam uma atividade antimicrobiana e um potencial osteogénico-cementogénico. Infelizmente, estas acções não foram demonstradas.

Selantes sem eugenol

Desenvolvido a partir de um penso periodontal, o Nogenol (GC America, Alsip, IL) é um selante de canais radiculares sem os efeitos irritantes do eugenol. A base contém óxido de zinco, sulfato de bário e oxicloreto de bismuto.[26]

Selantes de ionómero de vidro

Os ionómeros de vidro têm sido defendidos para utilização na obturação devido às suas propriedades de ligação à dentina. O Ketac-Endo (3M ESPE, Minneapolis, MN) permite a adesão entre o material e a parede do canal. Também é difícil tratar adequadamente as paredes dentinárias nos terços apical e médio com agentes de ligação preparatórios para receber o selante de ionómero de vidro. Uma desvantagem dos ionómeros de vidro é o facto de terem de ser removidos se for necessário um retratamento. Este selante tem uma atividade antimicrobiana mínima.[26]

Selantes de silicone

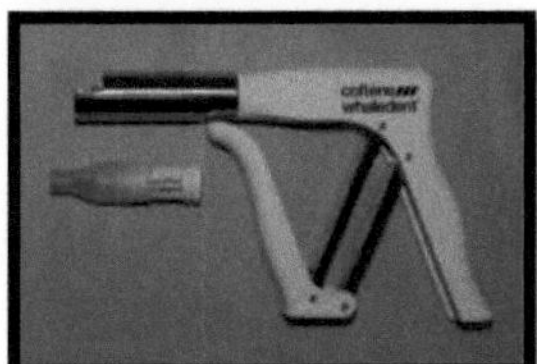

Figura 9.2- Cápsula de trituração GuttaFlow e seringa de injeção

O RoekoSeal (Coltene/Whaledent, Alemanha) é um polivinilsiloxano que se expande ligeiramente aquando da presa. GuttaFlow (Coltene/Whaledent) é uma matriz fluida a frio que é triturada. Consiste em guta-percha adicionada ao RoekoSeal. As evidências sugerem que o material preenche as irregularidades do canal com consistência e é biocompatível, mas o tempo de presa é inconsistente e pode ser retardado pela irrigação final com hipoclorito de sódio. A capacidade de selagem parece ser comparável a outras técnicas em alguns estudos e inferior noutros.[26]

Biocerâmica

O selante Bioceramic (BC) é composto por óxido de zircónio, silicatos de cálcio, fosfato de cálcio monobásico, hidróxido de cálcio e vários agentes de enchimento e espessantes. O material está disponível numa seringa pré-misturada com pontas intracanais calibradas. Sendo um selante hidrofílico, utiliza a humidade no interior do canal para completar a reação de presa e não encolhe durante a presa. É biocompatível e apresenta propriedades antimicrobianas durante a reação de presa. O fabricante defende a aplicação do selante no terço coronal a metade do canal e, em seguida, o assentamento do cone mestre de gutapercha.[26]

Selantes medicamentosos

Os selantes que contêm paraformaldeído são fortemente contra-indicados no tratamento endodôntico. Embora os componentes de chumbo e mercúrio possam ter sido removidos destas formulações de óxido de zinco-eugenol ao longo do tempo, o teor de paraformaldeído, gravemente tóxico, manteve-se constante. Estes selantes não estão aprovados pela U.S. Food and Drug Administration e são inaceitáveis em qualquer circunstância no tratamento clínico devido aos efeitos tóxicos graves e permanentes nos tecidos perirradiculares. Uma pasta contendo 6,5% de paraformaldeído, bem como chumbo e mercúrio, foi defendida para utilização por Sargenti[128] e originalmente comercializada como N-2. O chumbo foi registado em sistemas de órgãos distantes quando o N-2 é colocado no espaço radicular. Num outro estudo, os investigadores relataram os mesmos resultados relativamente à distribuição sistémica do componente paraformaldeído do N-2. A remoção dos metais pesados deu origem a uma nova formulação: RC2B. Outros selantes de paraformaldeído incluem a Endometasona, o SPAD e a pasta de Reibler.[26]

COLOCAÇÃO DO VEDANTE

Foram defendidos vários métodos de colocação do selante, incluindo o cone mestre, espirais lentulo, limas e alargadores, e ultra-sons. Os investigadores compararam a colocação do selante utilizando uma lima rodada no sentido contrário ao dos ponteiros do relógio, a espiral lentulo. Uma lima ultra-sónica e o revestimento do cone principal de guta-percha. A colocação não diferiu com as várias técnicas; no entanto, os investigadores notaram que a maior variação no revestimento do selante foi na área apical. Outro estudo comparou a colocação do selante com uma lima tipo K, a espiral lentulo, e usando o cone mestre em canais curvos. Os resultados não demonstraram diferenças significativas entre as técnicas após a obturação; nenhuma técnica cobriu mais de 62,5% da superfície da parede do canal. Outros investigadores verificaram que os ultra-sons produziram a melhor distribuição do selante quando utilizados circunferencialmente.[26]

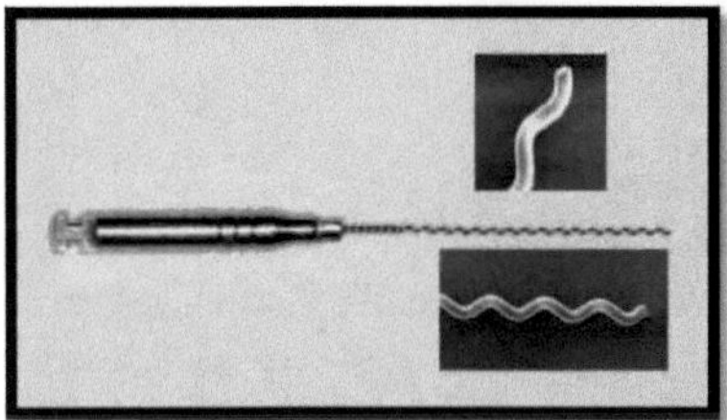

Figura 9.3- Espiral lentulosa utilizada para a colocação do selante durante a obturação.

O método de obturação não parece afetar a distribuição do selante na parede do canal na porção apical do canal; no entanto, a compactação lateral resulta numa melhor distribuição nas áreas médio-coronárias quando comparada com a compactação vertical quente. Outro estudo bem controlado relatou que nenhuma das cinco técnicas de obturação avaliadas resultou numa distribuição uniforme do selante ao longo de todo o comprimento do material de obturação do núcleo. As evidências indicam que o método de obturação afecta a penetração do cimento nos túbulos. Este facto foi exemplificado por um estudo que concluiu que as técnicas termoplásticas produziam uma penetração mais profunda do cimento nos túbulos. A remoção da smear layer aumenta a penetração do cimento nos túbulos dentinários.

Materiais de base

Embora tenha sido utilizada uma variedade de materiais de núcleo em conjunto com um selante/cimento, o método mais comum de obturação envolve a guta-percha como material de núcleo.

- **Cones de prata**

Jasper[129] introduziu cones de prata que, segundo ele, produziam a mesma taxa de sucesso que a guta-percha e eram mais fáceis de utilizar. A rigidez proporcionada pelos cones de prata tornava-os fáceis de colocar e permitia um controlo mais previsível do comprimento; no entanto, a sua incapacidade de preencher o sistema de canais radiculares de forma irregular permitia fugas. Quando as pontas de prata entram em contacto com os fluidos dos tecidos ou com a saliva, corroem-se.[26] (Fig. 9.4)

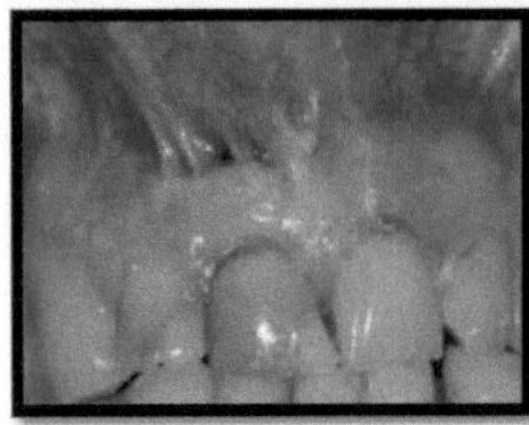

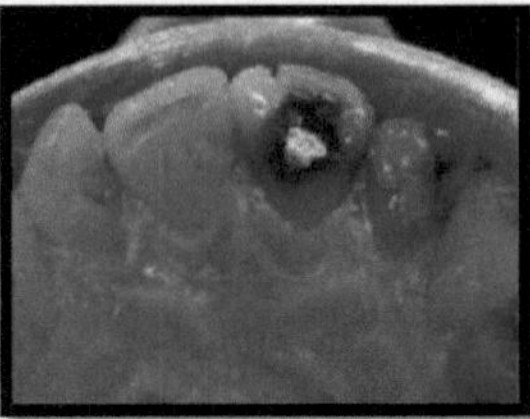

Figura 9.4 - Descoloração dos tecidos indicando corrosão e fuga. E a vista lingual indica fuga coronal

Verificou-se que os produtos de corrosão são citotóxicos e produzem patose ou impedem a cicatrização periapical. A utilização de cones de prata

atualmente é considerado inferior ao padrão de cuidados na prática endodôntica contemporânea.

- **Gutta-Percha**

A guta-percha é o material de núcleo mais popular utilizado para obturação. As principais vantagens da guta-percha são a sua plasticidade, facilidade de manipulação, toxicidade mínima, radiopacidade e facilidade de remoção com calor ou solventes. As desvantagens incluem a sua falta de adesão à dentina quando aquecida e a contração no arrefecimento.

- **Activ GP**

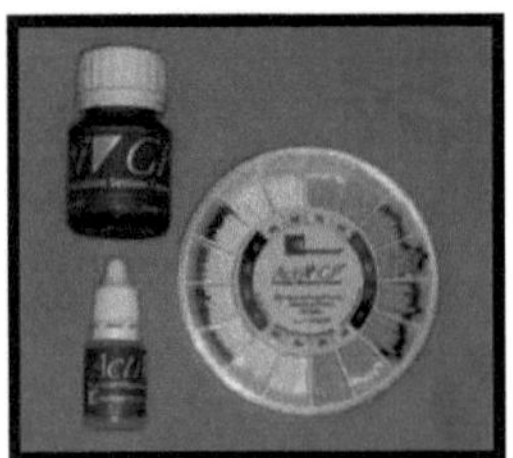

Figura 9.5- Ativar o GP

Activ GP (Brasseler USA) consiste em cones de guta-percha impregnados na superfície externa com ionómero de vidro. Os cones simples são utilizados com um selante de ionómero de vidro. Disponíveis em cones cónicos de .04 e .06, os tamanhos são verificados a laser para garantir um ajuste mais preciso. A técnica do cone único foi concebida para proporcionar uma ligação entre a parede do canal dentinário e o cone principal. Um estudo de fuga bacteriana comparando o Activ GP/selante de ionómero de vidro, Resilon/Epiphany e guta-percha/ AH Plus não demonstrou diferenças estatisticamente significativas na fuga aos 65 dias.

- **Ponto de ativação**

Activ point (Roeko, Langenau, Alemanha) são as pontas de guta percha impregnadas com diacetato de clorexidina a 5%. A clorexidina é um agente antimicrobiano de largo espetro. Tem a capacidade de desinfetar os túbulos dentinários contra E. faecalis. (Heling et al. 1992). Os pontos activos não possuem uma atividade inibitória suficientemente forte para eliminar completamente o E. faecalis dos túbulos dentinários infectados.[130]

- **Resilon**

Os sistemas de obturação à base de resina Epiphany (Pentron Clinical Technologies), RealSeal (SybronEndo) e Resinate (Obtura Spartan, Earth City, MO) foram introduzidos como alternativas à guta-percha. O Resilon é um poliuretano industrial de elevado desempenho que foi adaptado para utilização dentária. O selante de resina liga-se a um núcleo de Resilon e fixa-se à superfície gravada da raiz. O fabricante afirma que isto forma um "monobloco". A questão de saber se é possível obter um monobloco continua a ser controversa.[26]

É constituído por um material de núcleo de resina (Resilon) composto por poliéster, resina de metacrilato difuncional, vidro bioativo, cargas radiopacas e um selante de resina. O Resilon não é tóxico, não é mutagénico e é biocompatível. O material do núcleo está disponível em cones e pastilhas não normalizados e normalizados para utilização em técnicas termoplásticas.

Cone de guta-percha personalizado

Quando o forame apical é aberto ou o canal é grande, pode ser necessário fabricar um cone personalizado. Isto permite a adaptação do cone às paredes do canal, reduz o potencial de extrusão do material do núcleo e pode melhorar a vedação.[26] A técnica envolve a seleção de um cone mestre e o encaixe desse cone 2 a 4 mm abaixo do comprimento preparado com resistência à fricção. O cone é agarrado com um alicate de algodão ou uma pinça hemostática para que possa ser colocado no canal na mesma relação espacial de cada vez. O cone é retirado e a ponta é amolecida em clorofórmio, eucaliptol ou halotano durante 1 ou 2 segundos. Apenas a porção superficial externa do cone é amolecida. O núcleo central do cone deve permanecer semirrígido. O cone é então colocado no canal e suavemente compactado até ao comprimento. O processo pode ser repetido até se obter uma impressão adequada do canal no comprimento preparado. É exposta uma radiografia para verificar o ajuste e a posição corretos. Uma alternativa aos solventes é o amolecimento com calor.

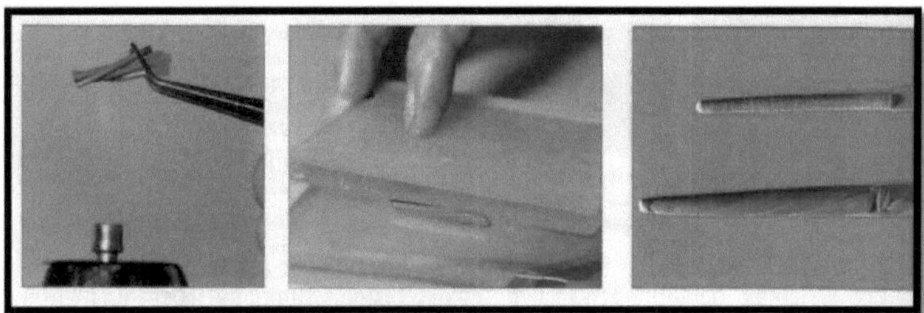

Figura 9.6- Cone de guta percha personalizado.

Os canais de grandes dimensões podem necessitar do fabrico de um cone mestre de grandes dimensões antes da adaptação do canal. Isto pode ser conseguido aquecendo vários cones de guta-percha grandes e rolando a massa entre duas placas de vidro até se obter um tamanho adequado. Também pode ser utilizada uma espátula para moldar o cone.

MÉTODOS DE OBTURAÇÃO

- **CONDENSAÇÃO LATERAL DE GUTA-PERCHA FRIA**

A compactação lateral da guta percha é a técnica contra a qual todas as outras técnicas são avaliadas. A técnica pode ser utilizada na maioria das situações clínicas e permite o controlo do comprimento durante a compactação. Esta

é útil em canais em forma de tubo ou em canais curvos, mas é importante um controlo adequado do comprimento. Uma desvantagem é que a técnica pode não preencher as irregularidades do canal e o processo não produz uma massa homogénea. Os cones acessórios e principais são laminados e permanecem separados. Espera-se que o espaço entre cada um dos cones seja preenchido com o selante. Se for utilizada demasiada pressão, a porção apical pode ser forçada para a área periapical ou pode resultar em fratura da raiz. Esta técnica não é útil em algumas situações, ou seja, canais severamente curvos e reabsorção interna.[26]

Uma alternativa à compactação lateral com espalhadores de dedos é a ultra-sons.[131]

- Variações da condensação lateral: -

As variações dentro da descrição anterior são comuns e baseiam-se normalmente em irregularidades anatómicas, erros induzidos pelo médico ou escolhas pessoais. Devido às variações utilizadas, muitas destas técnicas são conhecidas como "técnicas híbridas". Algumas das variações mais comuns incluem as seguintes.

1) **Condensação lateral quente:** Esta técnica é idêntica à condensação lateral a frio em princípio e nas fases iniciais. Após a compactação do cone principal e de alguns pontos acessórios, o calor pode ser aplicado de várias formas. Os suportes de calor podem ser aquecidos na chama e inseridos na massa de GP no canal dentro de 2 mm do comprimento de trabalho. Após o mergulho inicial, o transportador é rodado cerca de 45° à medida que arrefece para evitar que se cole ao GP. O transportador é então removido e o GP é condensado a frio com um espalhador convencional para compensar qualquer contração durante o arrefecimento. Os suportes térmicos disponíveis no mercado são:

- Caulk/Dentsply's Endo-tec.

- Dispositivo Touch n heat da Analytical Technology.

- O Thermopact da Degussa e o Endo-Temp da Almore International.

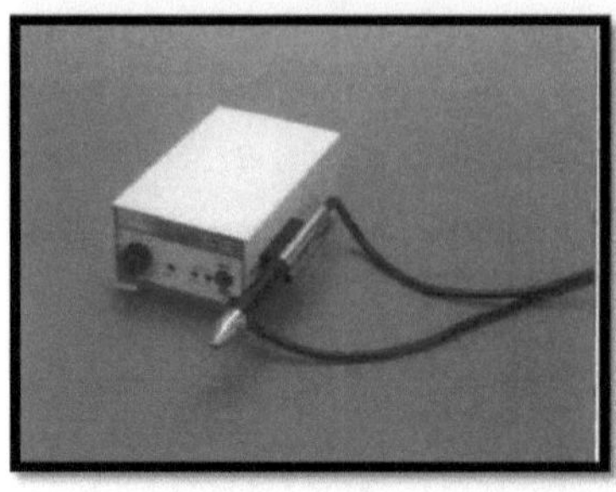

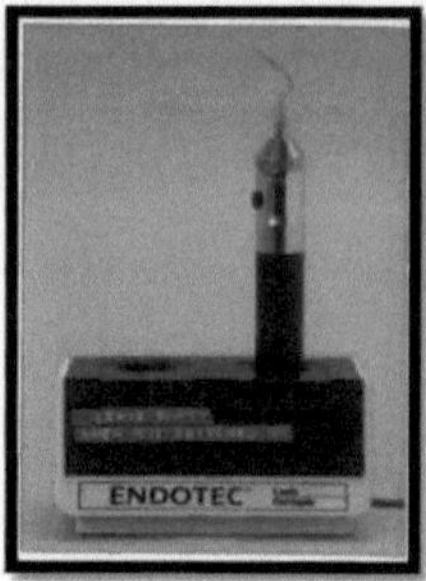

Figura 9.7- Touch n' Heat (Tecnologia Analítica) Endotec

2) Em canais curvos.

Praticamente todos os canais apresentam algum tipo de curvatura. 40% dos incisivos laterais apresentam algum tipo de curvatura. 50% das raízes palatinas do 1st molar superior apresentam curvaturas de volta para vestibular. Muitas curvaturas ocultas estão presentes nos dentes anteriores.

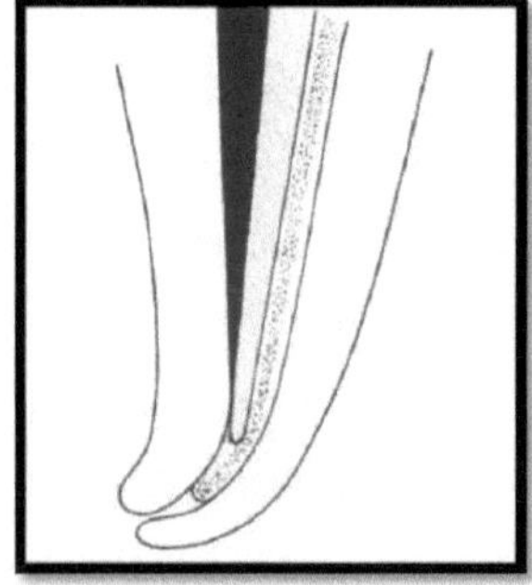

Figura 9.8- Compactação lateral da ponta de guta percha primária em canal curvo.

A condensação lateral pode ser efectuada eficazmente em canais curvos. No entanto, em canais severamente curvos, dilacerados ou em forma de baioneta, é difícil compactar a GP. Esperar que uma espátula rígida atinja 1 mm do comprimento de trabalho impede a utilização da compactação lateral. Mesmo assim, os procedimentos em canais curvos são os mesmos da obturação de rotina, mas a força vertical aplicada pela espátula será maior. Por isso, o cone mestre deve ficar 2 mm aquém do terminal apical, para que possa ser empurrado para o seu lugar através da compactação vertical. Podem ser utilizados expansores flexíveis para seguir as curvas.

3) Canais e ápices imaturos

O canal imaturo é complicado por uma lacuna no forame. A abertura apical é uma terminação não-constritiva de um canal tubular ou um forame alargado em forma de "bacamarte". Todos os esforços devem ser feitos para atingir o fechamento geneticamente programado do forame que permanece aberto pela morte da polpa.

A apexificação é um método para recarregar o potencial de crescimento e restaurar o crescimento da raiz e o fecho do forame. A obturação completa requer a utilização de pontas de guta-percha maiores para encaixar no batente apical irregular ou na barreira. As técnicas de guta-percha quente são mais adequadas para a obturação de canais e ápices imaturos. (De acordo com Ingle).[39]

4) Canais tubulares:

O canal tubular grande com pouca constrição no forame pode ser melhor preenchido com uma Gutta percha primária grosseira que tenha sido embotada cortando a ponta. Por vezes, é necessário utilizar uma ponta maior "feita à medida". Em qualquer dos casos, a ponta de prova deve passar os testes de ajuste correto.

O principal objetivo da ponta primária é bloquear o forame, enquanto os cones auxiliares são condensados para completar a obturação. O comprimento do dente é marcado no spreader para evitar que os cones sejam forçados a sair do ápice.

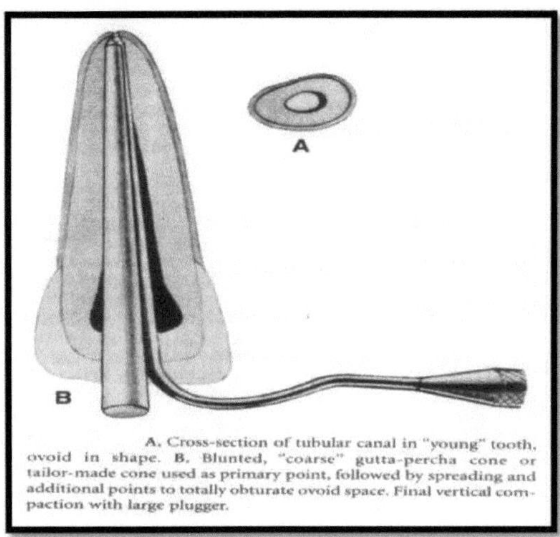

A. Cross-section of tubular canal in "young" tooth, ovoid in shape. B. Blunted, "coarse" gutta-percha cone or tailor-made cone used as primary point, followed by spreading and additional points to totally obturate ovoid space. Final vertical compaction with large plugger.

Figura 9.9 - Obturação em canal tubular.

Simpson e Natkin sugeriram uma técnica de obturação especializada para os dentes com canais tubulares mas com ápices fechados. Estas são as raízes que tinham originalmente a forma de um arco, mas que foram induzidas a completar o seu crescimento através da introdução no canal radicular de um químico biologicamente ativo, como o hidróxido de cálcio.

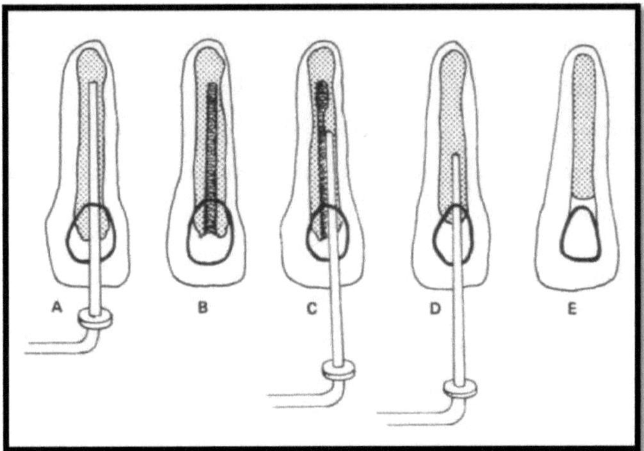

Figura 9.10- Método especial de obturação de canais tubulares com ápice fechado. A, Utiliza-se um grande obturador frio para forçar uma guta-percha feita à medida e amolecida pelo calor até ao ápice. B, a remoção do obturador por torção deixa um vazio central. C, O obturador é utilizado para colapsar a guta-percha no espaço vazio. D, o obturador aquecido pode ser utilizado para compactar ainda mais a obturação. E, Obturação final através da adição de secções de guta-percha com compressão vertical.

5) Rolo de guta-percha feito à medida:

Se os canais tubulares forem tão grandes que um cone invertido ainda está solto, esta técnica é empregue. Este ponto é preparado aquecendo um número de pontos GP e combinando-os, mas para inclinar até que um rolo tenha sido desenvolvido com o tamanho e a forma do canal. O rolo deve ser arrefecido com um spray de cloreto de etilo ou água gelada para endurecer o GP antes de ser encaixado no canal. Se este cone estiver solto, deve ser adicionado mais GP. Se for demasiado grande, o GP é aquecido num instante sobre a chama e depois forçado para a posição correta.

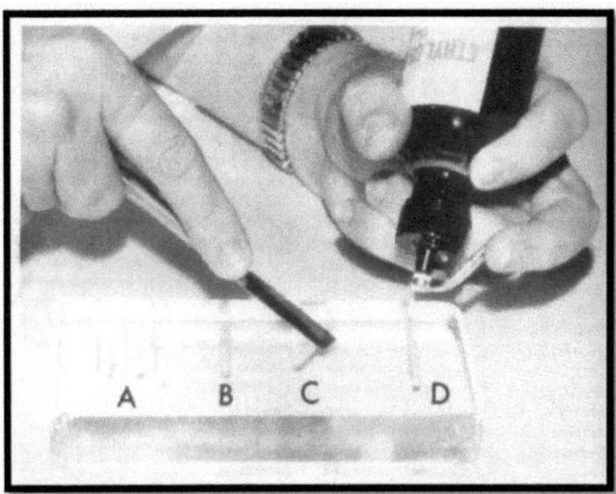

Figura 9.11- Preparação de um rolo de guta-percha "feito à medida". A, Um número de pontas de guta-percha aquecidas e grossas são dispostas ponta a ponta numa placa de vidro esterilizada. B, as pontas são enroladas com uma espátula, formando uma massa em forma de bastão. C, por aquecimento e enrolamento repetidos, o rolo de guta-percha é formado com o tamanho aproximado do canal a ser preenchido. Não devem existir espaços vazios na massa. D, antes de testar os pontos de ensaio do rolo feito à medida, a guta-percha deve ser arrefecida com um spray de cloreto de etilo.

6) Técnica de imersão em clorofórmio:

As pontas mestras podem ser personalizadas para se adaptarem às variações de forma, mergulhando o 1 mm apical da ponta mestra em clorofórmio durante um segundo e colocando-a no canal húmido a todo o comprimento, tirando efetivamente a impressão da porção apical do canal. De seguida, deixa-se secar esta guta-percha antes da colocação final. Esta GP personalizada não voltará a assentar se não for colocada na orientação correta. Esta técnica é popularmente chamada de "técnica de imersão em clorofórmio". Se esta técnica for efectuada com eficácia, é possível obter uma obturação adequada das curvaturas apicais do canal.[26]

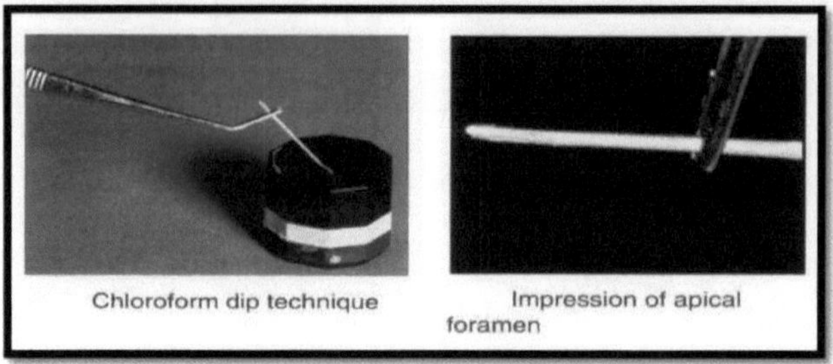

Figura 9.12- Técnica de imersão em clorofórmio.

V COMPACTAÇÃO VERTICAL DE GUTA-PERCHA QUENTE

Há cerca de 30 anos, Schilder introduziu um conceito de limpeza e modelação dos canais radiculares numa forma cónica e, em seguida, obturando o espaço tridimensionalmente com GP aquecido no canal e compactado verticalmente com Pluggers. Ele afirmava que "todos os portais de saída" eram obturados com uma quantidade máxima de GP e uma quantidade mínima de selante.

Indicações:

1. Quando a obturação de um cone mestre convencional até à porção apical do canal é impossível devido à formação de saliências ou a uma curvatura invulgar do canal.
2. Quando se pretende uma condensação máxima, as utilizações mais frequentes são a obturação de um dente com reabsorção interna ou um grande canal lateral.
3. Deve estar presente um funil cónico contínuo desde o orifício do canal radicular até ao ápice.

Vantagens:

1. Excelente selagem do canal, apical e lateralmente.
2. Sela com êxito canais laterais e acessórios de grandes dimensões.

Desvantagens:

1. Esta técnica requer mais tempo.
2. Existe o risco de fratura vertical da raiz resultante de força indevida.

3. Ocorrerá periodicamente um enchimento excessivo com GP ou cimento que não pode ser retirado dos tecidos periapicais.

4. Difícil na obturação de canais com curvatura invulgar, onde não podem ser colocados pequenos Pluggers.

5. Os acidentes de procedimento são mais frequentes e o doente pode ser prejudicado quando são utilizados instrumentos quentes durante a obturação do canal.

L COMPACTAÇÃO LATERAL/VERTICAL DA GUTTA QUENTE TÉCNICA HÍBRIDA DE PERCHA [39]

Considerando a facilidade e a rapidez da compactação lateral, bem como a densidade superior obtida com a compactação vertical da guta-percha quente, Martin desenvolveu um dispositivo que incorpora as qualidades de ambas as técnicas. O Endotec II (Medidenta, Woodside, NY) é um dispositivo de espalhamento/conclusão alimentado por bateria e controlado pelo calor. Unidades semelhantes são comercializadas como Thermique (Parkell, Edgewood, NY) e como DownPak (Hu Friecly, Chicago, IL). Vários estudos concluíram que a técnica é melhor do que outros métodos testados para evitar fugas e para preencher as irregularidades do canal. Jurcak et al., preocupados com os possíveis efeitos nocivos da guta-percha quente nos tecidos vitais, concluíram que o aquecimento de uma massa de guta-percha a 102°C não seria de magnitude significativa para causar danos nos tecidos periodontais.

O EFEITO DO CALOR NOS TECIDOS PERIAPICAIS

Preocupados com a saúde dos tecidos periodontais, ao utilizar técnicas de guta-percha amolecida pelo calor, Romero et al. verificaram que as alterações de temperatura da superfície radicular são inferiores a 10° C, concluindo que não há prejuízo para os tecidos periodontais adjacentes à superfície radicular. [39]

- **GUTA-PERCHA FRIA PLASTIFICADA QUIMICAMENTE:**

Esta é uma modificação da compactação lateral. Envolve a utilização de solvente para amolecer o ponto primário de guta-percha num esforço para confirmar as aberrações na anatomia do canal apical. Esta técnica é chamada de -*Callahan*-

Johnston t.ctniase". O problema com a técnica original é o uso de uma quantidade excessiva do solvente clorofórmio. Price, um inimigo de Callahan, tentou provar que o GP mergulhado em clorofórmio produzia uma diminuição de 24% no volume após a evaporação in vitro. O clorofórmio evaporou-se e deixou o GP em pó, aumentando significativamente as microfugas.

- **Técnica Chloropercha:**

Nesta técnica principal, o ponto é mergulhado em clorofórmio durante 1 segundo. Duas ou três imersões podem causar microfugas graves nesta técnica. Nesta técnica, o cone principal é afiado e colocado 2 mm abaixo do comprimento de trabalho. É então mergulhado no solvente durante 1 seg. e posto de lado enquanto o selante é colocado no canal. Isto permite que o solvente se evapore parcialmente. Mergulhar mais no solvente pode não só causar a contração do GP, mas também dissolver o selante devido à dissolução do solvente. Para iniciar a obturação por compactação lateral, é necessário posicionar imediatamente a ponta mestra personalizada em todo o seu comprimento de trabalho. Em seguida, afasta-se a ponta com uma espátula para permitir que a guta-percha amolecida flua. O afastador é rodado no sentido contrário ao dos ponteiros do relógio e retirado. Os cones acessórios são inseridos. Uma vez que 2 mm da ponta principal foram amolecidos com solvente, esta fluirá e adaptar-se-á à configuração do canal interno e às irregularidades no terço apical.

O principal solvente utilizado é o clorofórmio. Anteriormente era considerado um agente cancerígeno, mas recentemente foi autorizado para uso clínico em medicina dentária pela FDA e pela OSHA. De qualquer forma, outros solventes como o eucaliptol, o halotano, o xileno e a terebintina rectificada têm sido avaliados como substitutos do clorofórmio. O eucaliptol não dissolve o GP tão rapidamente como o clorofórmio.

Método do cone Chloloropercha

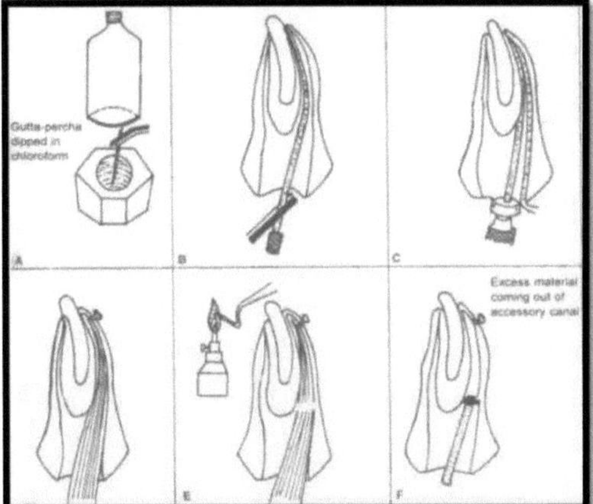

Figura 9.13 - (A) A guta-percha de encaixe é colocada em clorofórmio durante alguns segundos para amolecer a camada superficial do cone de guta-percha, (B) O cone de guta-percha é então empurrado para dentro do canal até se unir, (C) a condensação lateral da guta-percha é efectuada com um espalhador de dedos, (D) depois de se utilizar um espalhador de dedos para condensar a guta-percha acessória, os cones são embalados até não haver espaço para mais cones de guta-percha, (E) é utilizado um instrumento quente afiado para cortar o excesso de guta-percha ao nível da parede sub pulpar, (F) a guta-percha é condensada apicalmente por um obturador frio.

Indicações:

- Perfurações.
- Canais curvos que não podem ser negociados.
- Canais com forames apicais grandes.

Vantagem:

- A ponta mergulhada em clorofórmio proporciona uma vedação significativamente melhor do que as pontas normalizadas quando se obturam canais planos.

Desvantagens:

- Incapacidade de controlar o enchimento excessivo com a consequente reação dos tecidos periapicais.
- A retração do enchimento após a presa é maior (75%).

- Evaporação dos solventes.
- Má vedação apical e lateral.
- Irritação dos tecidos periapicais.

Eficácia da guta-percha personalizada com solvente

Wong e os seus colegas de trabalho, numa investigação, descobriram que:

1. A técnica de imersão em clorofórmio produz obturações com um encolhimento significativamente menor do que as técnicas de cloro-percha e kloroperka.
2. O enchimento por imersão em clorofórmio apresentou a menor alteração de volume, com um encolhimento médio de 1,40% em 2 semanas, contra 12,42% para a cloropercha e 4,86% para o enchimento N-Ostby da kloroperka.

OBTURAÇÃO DO TERÇO APICAL

Técnica de obturação SimpliFill: O SimpliFill foi originalmente desenvolvido pela Senia na Light Speed Technology para complementar a forma do canal; criado utilizando instrumentos Light Speed.

É um método de obturação em duas fases relativamente novo. Preconiza a utilização de um suporte de aço inoxidável para colocar e compactar um segmento de guta-percha de 5 mm na porção apical do canal. Uma vez colocado, o suporte é removido, deixando um tampão de guta-percha. Este mesmo suporte é utilizado como obturador para compactar a guta-percha apicalmente.[132]

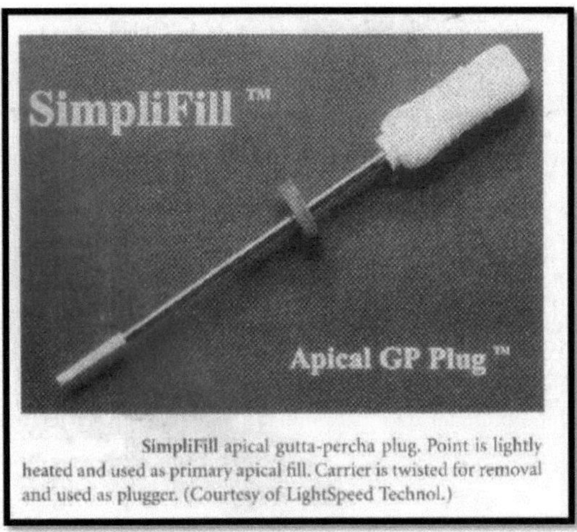

Figura 9.14- Tampão de guta percha apical Simplifill.

A fase dois consiste no preenchimento do canal remanescente se não for desejado nenhum pino. Uma seringa SimpliFill é carregada com um selante como o Ketac-Endo e o selante é lentamente injetado no espaço do canal. À medida que a ponta da agulha, equivalente a uma lima de tamanho #40, entra em contacto com o tampão de guta-percha, esta é retirada lentamente. Inserir a agulha até ao topo do tampão ajudará a eliminar a formação de bolhas de ar durante o preenchimento posterior. O médico também pode efetuar o preenchimento posterior com a compactação vertical quente tradicional ou pode simplesmente efetuar o preenchimento posterior utilizando a obtura-II.

Vantagens:

1) A sua utilização ajuda a conservar a dentina devido à técnica de instrumentação Light Speed (menos alargamento).

2) Elimina as forças internas adicionais, uma vez que não é utilizado um espalhador ou um obturador para compactar o tampão apical.

3) É simples de dominar.

4) Não é deixado nenhum transportador no canal.

Técnica de obturação apical com pastilhas de dentina

Consiste em preencher pelo menos o 1mm apical do ápice da raiz com dentinchips para bloquear o forame. É uma técnica relativamente nova, que forma um selamento biológico em vez de um selamento mecânico no forame apical. Outros materiais, normalmente guta-percha com um selante, são depois compactados contra esta barreira de obturação apical ou selagem biológica. A premissa de que as lascas de dentina irão estimular a génese de osteo ou cemento é bem fundamentada.

As lascas de dentina só são produzidas depois de o canal ter sido devidamente desbridado e modelado, higienizado e seco. É utilizada uma lima Hedstroem ou uma broca Gates-Glidden para produzir pó de dentina a partir dos 2/3 oclusais do canal. Pode ser utilizado um pequeno obturador ou a extremidade romba de uma ponta de papel para empurrar as lascas de dentina apicalmente.

Deve ter-se o cuidado de recolher as lascas dispersas criadas pela lima ou broca à volta do fundo da câmara pulpar e embalá-las apicalmente. São finalmente colocadas no ápice utilizando uma lima pré-medida um tamanho maior do que o último instrumento de alargamento apical. 1-2mm de lascas devem bloquear o forame.

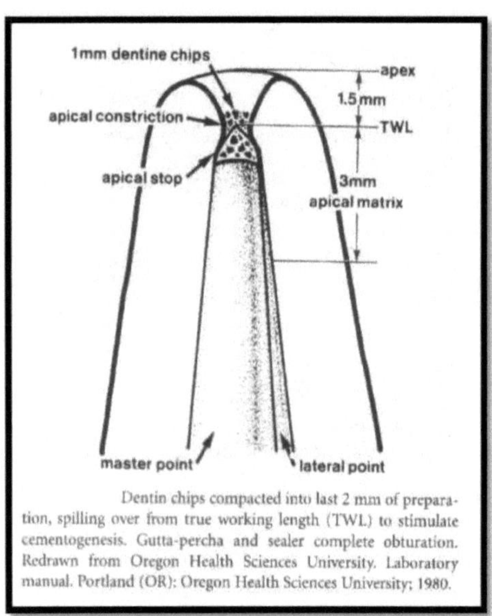

Dentin chips compacted into last 2 mm of preparation, spilling over from true working length (TWL) to stimulate cementogenesis. Gutta-percha and sealer complete obturation. Redrawn from Oregon Health Sciences University. Laboratory manual. Portland (OR): Oregon Health Sciences University; 1980.

Os investigadores japoneses descobriram que podiam evitar totalmente as microfugas se injectassem 0,02 ml de adesivo dentinário Clearfil New Bond na metade coronal do tampão apical dentinário.[132]

Vantagens:

1) Não há extrusão de guta-percha ou selante através do ápice.

2) Isto reduz a inflamação perirradicular.

3) Fornece uma matriz apical contra a qual a guta-percha é compactada.

De acordo com os resultados dos relatórios publicados, o plug de dentina é uma contribuição valiosa para o sucesso endodôntico e merece ser mais amplamente utilizado.

Obturação apical com hidróxido de cálcio:

A cementogénese estimulada por lascas de dentina foi replicada pelo hidróxido de cálcio. Os dentistas observaram a reparação dramática de dentes com ápices abertos cuja polpa foi destruída por traumatismo. Quando estes dentes são limpos, desbridados e preenchidos com hidróxido de cálcio, isto assegura particularmente a apexificação. O mesmo fenómeno se aplica à cimentação do ápice fechado que reage à colocação de um tampão de hidróxido de cálcio. No entanto, o hidróxido de cálcio tende a reabsorver-se do ápice muito mais rapidamente do que as lascas de dentina.

Modo de utilização: o hidróxido de cálcio pode ser colocado como tampão apical no estado seco ou húmido. O pó de hidróxido de cálcio seco pode ser depositado no orifício coronal a partir de um suporte de amálgama esterilizado. O bolus pode então ser forçado apicalmente com um obturador pré-medido e afunilado para colocação com a lima apical do último tamanho. 1-2mm devem ser bem condensados para bloquear o forame. O hidróxido de cálcio húmido pode ser colocado de várias formas, tal como descrito anteriormente, com um transportador de amálgama, obturadores com uma espiral lentulo ou por injeção. Neste último método, a pasta de hidróxido de cálcio é depositada diretamente no forame apical a partir de uma agulha de calibre 27 e é depois compactada no local com obturadores pré-medidos. Para o preenchimento de canais curvos pequenos e inteiros com hidróxido de cálcio, verifica-se que a espiral lentulo é a mais eficaz, seguida do método de injeção.

O grupo da Universidade de Washington relatou bons resultados com tampões de hidróxido de cálcio. Tanto o hidróxido de cálcio como as lascas de dentina funcionaram igualmente bem no controlo da extrusão dos materiais de preenchimento.

Injeção ou obturação em espiral

Em todos os casos, o preenchimento de todo o canal radicular por injeção, bombeamento ou espiralamento de material no local é muito atrativo. Infelizmente, os métodos ficam aquém do esperado, quer porque as técnicas são inadequadas, quer porque os materiais utilizados são insuficientes. Estas falhas são causadas principalmente pela contração da guta-percha após o arrefecimento ou pela incapacidade de compactar e eliminar os espaços vazios ou o enchimento excessivo. A técnica de obturação por injeção ou em espiral envolve cimentos, pastas, plásticos e fosfato de cálcio.

OBTURAÇÃO DO CANAL COM PASTAS[39]

As pastas podem ser moles ou semi-sólidas. São compostas por óxido de zinco e outros aditivos aos quais é adicionada glicerina ou um óleo essencial. Podem ser misturadas antes da utilização ou fornecidas pré-misturadas e prontas a utilizar.

- Hidróxido de cálcio:

Recentemente, foi desenvolvido o hidróxido de cálcio como material de obturação dos canais radiculares. Estes são semelhantes aos utilizados para o capeamento pulpar, mas contêm uma maior quantidade de retardadores, de modo a prolongar o tempo de trabalho. A mistura de hidróxido de cálcio e iodofórmio (Vita-pex) foi introduzida por Fuchino e Nishino. Este material é reabsorvido a um ritmo ligeiramente mais rápido do que a raiz. Não tem efeitos tóxicos sobre o sucesso permanente e é radio-opaco.

Vantagens:

1) Tem propriedades antibacterianas eficazes sem ser irritante.

2) Estimulam a reparação do tecido duro no forame apical.

- **Pasta de óxido de zinco e eugenol**: É o material de obturação mais utilizado nos dentes decíduos. Camp, em 1984, introduziu a seringa de pressão endodôntica para ultrapassar o problema da subobturação, um achado relativamente comum quando são utilizadas misturas espessas de ZOE. A subobturação, no entanto, é frequentemente aceitável do ponto de vista clínico. O enchimento excessivo, por outro lado, pode causar uma ligeira reação de corpo estranho. Outra desvantagem é a diferença entre a sua taxa de reabsorção e a da raiz do dente.

- **Pasta de iodofórmio:**

- Pó: Iodofórmio
- Líquido: paraclorofenol
- Cânfora
- Mentol

Quando a polpa é necrótica, o forame apical é intencionalmente alargado durante a preparação e a pasta é conduzida para a região periapical durante a obturação. Isto é feito independentemente do estado do periapex. No caso de lesões periapicais de grandes dimensões, a pasta pode ser utilizada não só para a obturação radicular do dente, mas também como penso anti-sético prévio.

Desvantagens:

1) Perigo de irritação periapical durante a construção de uma coroa postiça, caso a parte apical do canal contenha material de obturação. A inserção de Gutta-percha durante a obturação radicular não elimina este perigo, uma vez que não há nada para além da fricção contra a pasta para evitar o movimento da ponta.

2) O dente pode descolorir.

3) Pode aumentar o nível sanguíneo de iodo: por isso não deve ser utilizado em doentes sensíveis ao iodo.

- Pasta N2/Sargenti

Sargenti e Ritcher, em 1961, introduziram o N2 e afirmaram que o termo se destina a designar o "segundo nervo". Existem duas preparações de N2, uma sob a forma de pó e outra sob a forma de líquido, que são misturadas para formar um cimento.

N2 - Normal: Para obturação de raízes.

N2 - Apical: Para medicação anti-séptica do canal

N2 - Universal: tem propriedades de ambas as anteriores

Método Sargenti: A técnica emprega a preparação do canal com instrumentos motorizados, não são utilizados irrigantes intra-canal e a obturação do canal é efectuada com uma pasta de formaldeído com ou sem chumbo. Não existia um padrão teórico ideal para a determinação do controlo do comprimento e a reação de presa foi fortemente apoiada. A fistulação artificial foi recomendada em certos casos, mas sem levantar um retalho.

- **Vantagens e desvantagens das pastas:**

Vantagens: A principal vantagem das pastas disponíveis como materiais de obturação dos canais radiculares em relação ao metal e à guta-percha é que estes últimos requerem um selante, enquanto as pastas implicam a utilização de um único material.

Desvantagens:

1) O enchimento excessivo das pastas medicamentosas pode causar danos irreversíveis no osso, nos tecidos moles e nos nervos. Muitos casos de extrusão de material para o canal alveolar inferior causam parestesia permanente do lábio inferior ou crises de dor intensa.

2) É difícil obter um enchimento denso e não poroso utilizando uma pasta cremosa.

3) Na ausência de pressão positiva, a pasta não consegue encher eficazmente os canais acessórios.

Efeitos inflamatórios e neurotóxicos dos materiais dos canais radiculares [133]

Na terapia endodôntica, os selantes e cimentos são usados principalmente para preencher quaisquer irregularidades na interface entre o material de obturação do núcleo sólido do canal radicular e as paredes do sistema de canais, tornando o sistema idealmente impermeável às bactérias. Os insucessos endodônticos causados por um crescimento e proliferação contínuos de microrganismos devido à percolação apical de proteínas de origem sanguínea podem ocorrer mesmo em dentes corretamente limpos e modelados se o forame apical estiver mal selado. Tem sido relatado que, mesmo na ausência de factores microbianos, as substâncias de obturação radicular podem evocar uma reação de corpo estranho, levando ao desenvolvimento de lesões periapicais que podem ser refractárias à terapia endodôntica.

Muitos selantes, quando utilizados corretamente, são reconhecidos como tendo atividade antimicrobiana, bem como o potencial para estimular a atividade fibroblástica, osteoblástica ou cementoblástica. Os cimentos podem ser agrupados com base nos seus constituintes primários, como o óxido de zinco-eugenol, o hidróxido de cálcio, as resinas, os ionómeros de vidro ou os cimentos à base de resina/compósito. As propriedades biológicas e irritativas dos materiais obturadores dos canais radiculares podem ser avaliadas de várias formas: grandes quantidades de materiais de obturação em excesso nos tecidos periapicais causam necrose do osso, seguida de reabsorção óssea e, depois, absorção dos materiais de obturação. A maioria dos selantes de canais radiculares produz uma reação inflamatória aguda inicial nos tecidos conjuntivos. Segue-se a produção de uma reação crónica de corpo estranho em que a fagocitose é uma caraterística reconhecida.[39]

Gutta-percha:

Compreende aproximadamente 20% do volume total, sendo o restante constituído maioritariamente por óxido de zinco e aditivos patenteados. A guta-percha tem um baixo grau de toxicidade quando comparada com outros componentes utilizados na obturação endodôntica.

Eugenol:

A maioria dos cimentos de selagem ZOE são citotóxicos e provocam uma resposta inflamatória nos tecidos conjuntivos. Como componente, o líquido exibe uma inibição da atividade do nervo sensorial. Verificou-se que todas as concentrações reduzem e, por fim, eliminam a amplitude do potencial de ação composto evocado pelo nervo. A prática de colocar eugenol com uma ponta de papel nos tecidos periapicais para sedar uma periodontite apical aguda está repleta de riscos para as estruturas neurais na proximidade dos dentes mandibulares.[133]

Hidróxido de cálcio:

A pasta foi fagocitada por macrófagos e células gigantes de corpo estranho e absorvida ao longo do tempo, tendo sido detectados danos nos tecidos nos locais de contacto direto com o hidróxido de cálcio. Observou-se que o tecido conjuntivo foi comprimido pela pasta injectada e observou-se tanto a degeneração como a regeneração. Os efeitos citotóxicos dos selantes de hidróxido de cálcio nos fibroblastos humanos revelaram uma gravidade precoce nas primeiras 48 horas, com uma redução significativa da toxicidade entre o terceiro e o quinto dia.[133]

Paraformaldeído:

Num grande número de relatórios publicados sobre a parestesia e outras complicações do nervo alveolar inferior após a penetração do material de obturação do canal radicular no canal mandibular, na maioria dos casos, os danos no nervo foram especificamente atribuídos aos componentes altamente irritantes de várias pastas de paraformaldeído. O paraformaldeído marcado radioactivamente foi também encontrado no sangue, nos gânglios linfáticos regionais, nos rins e no fígado. Devido aos riscos mais elevados associados aos materiais endodônticos contendo paraformaldeído, a utilização de pastas de N2 ou de tipo semelhante está contra-indicada.

Polímeros, resinas e outras opções de selantes

O selante mais conhecido dentro desta categoria é o AH26, AH26 Plus (Caulk/Dentsply, Milford, DE, EUA). O selante tem boas caraterísticas de manuseamento, sela bem a dentina e pode ser utilizado eficazmente com calor durante a obturação. O selante foi reportado como sendo muito tóxico aquando da mistura inicial. Esta toxicidade resolve-se rapidamente durante o processo de endurecimento e, após 24 horas, o selante apresenta uma toxicidade relativamente baixa. A toxicidade inicial deveu-se à formação de uma quantidade muito pequena de formaldeído em resultado do processo de endurecimento químico. Descreveram a libertação de formaldeído como sendo milhares de vezes inferior à dos vedantes convencionais que contêm formaldeído, como o N2, e afirmaram que, após o endurecimento, havia poucos efeitos tóxicos.[133]

O Diaket (ESPE, Seefeld, Alemanha) é um composto de policetona que contém polímeros de vinilo que, misturado com óxido de zinco e fosfato de bismuto, forma um vedante adesivo. Foi demonstrado que é relativamente tóxico durante a aplicação e que estes efeitos são persistentes.

A resina de resorcinol-formalina é um material de obturação em pasta que é habitualmente utilizado na Rússia, China e Índia para o tratamento da pulpite. Tem muitas desvantagens que incluem a falta de controlo do comprimento apical, a incapacidade de obter uma obturação compacta, a presença frequente de espaços vazios e a possível toxicidade grave se o material em pasta for extrudido para além do forame apical. Uma desvantagem específica da pasta de resorcinol é a incapacidade de retirar casos falhados devido à dureza do material depois de endurecido.

Pastas arsenicais:

A sua utilização era geralmente acompanhada de dores fortes mas de curta duração. Verifica-se um perigo para a membrana periodontal e para o osso circundante.

Danos na anatomia neurovascular: Causas e resultados[133]

Relatos na literatura envolvendo lesões graves no nervo alveolar inferior incluíram parestesia ou anestesia associada ao enchimento excessivo de N2 e pastas semelhantes de paraformaldeído, endometasona, AH26, hidróxido de cálcio, óxido de zinco e eugenol e guta-percha. Os efeitos neurotóxicos e compressivos são as causas mais frequentes de parestesia após a obturação endodôntica no canal mandibular e que a utilização de seringas e de pastas de obturação rotativas não deve ser utilizada para inserir pastas de obturação radicular ou cimentos em dentes susceptíveis a danos neurovasculares. O dano por compressão de materiais sólidos como a guta-percha (a pressão sobre o feixe nervoso é diretamente proporcional à quantidade de material empurrado para dentro do canal); a possibilidade de fibrose epineural resultando em neuroma. O edema inflamatório com isquémia resultante, que comprime e compromete o fornecimento de sangue aos tecidos moles e nervos em espaços confinados como o canal alveolar inferior, é designado por síndrome do compartimento.

As síndromes de compartimento são um grupo de doenças que resultam do aumento da pressão num espaço anatómico limitado, comprometendo de forma aguda a circulação e, em última análise, ameaçando a função do tecido nesse espaço. A síndrome do compartimento ocorre devido a uma elevação da pressão intersticial num compartimento ósseo fechado que resulta num compromisso microvascular. As síndromes de compartimento são caracterizadas por dor para além da que deveria ser sentida na lesão inicial. Além disso, pode ser observada uma diminuição da sensibilidade na distribuição do nervo dentro de um compartimento que está a ser comprimido.

Técnicas de controlo da obturação[133]

Quando existe proximidade neurovascular, há uma série de contribuições para a literatura que avaliam as técnicas de controlo apical dos materiais de obturação. Tronstad avaliou o tampão apical de lascas de dentina em macacos e demonstrou que um tampão de obturações de dentina limpa poderia fornecer uma matriz apical que era bem tolerada pelos tecidos e forneceria uma barreira apical que permitiria que os canais fossem bem selados, mas protegidos contra o impacto dos materiais de obturação nos tecidos periodontais. Outros descobriram que um tampão dentinário serve como um meio eficaz de prevenir a extrusão quando se utilizam técnicas termoplastificadas ou para confinar soluções de irrigação. Num estudo abrangente que comparou os tampões apicais de dentina versus hidróxido de cálcio para evitar a sobre-obturação, quando o forame apical tinha sido intencionalmente sobre-instrumentado em gatos, os investigadores verificaram que os tampões de hidróxido de cálcio ou de dentina funcionavam igualmente bem1. No entanto, os tampões de hidróxido de cálcio eram menos duráveis e produziam uma mineralização do forame menos completa do que os tampões de dentina. A cicatrização periapical foi semelhante tanto para o hidróxido de cálcio como para a dentina.

Noutro estudo que analisou o tamanho do forame e a sua influência na extrusão apical da guta-percha termoplastificada, observou-se que os preenchimentos excessivos e a extrusão de material ocorriam proporcionalmente à área da abertura apical. Verificou-se que uma abertura do tamanho de uma lima #40 (0,40 mm de diâmetro) tinha o dobro da probabilidade de permitir a extrusão de material do que um diâmetro apical do tamanho de uma lima #20 (0,20 mm). Quando a capacidade de selamento da guta-percha condensada lateralmente foi comparada com a guta-percha termoplastificada moldada por injeção em canais rectos e curvos, apenas a técnica termoplastificada produziu sobreextensões. Também foi demonstrado que existem grandes diferenças na capacidade de fluxo entre as marcas de guta-percha quando utilizadas numa técnica de termo-compactação. A recomendação de considerar uma técnica híbrida quando se utilizam materiais termoplastificados envolveu frequentemente uma condensação a frio da guta-percha apicalmente seguida de uma compactação termo-mecânica, proporcionando uma barreira mais segura para limitar a extrusão de material.

CAPÍTULO 10

CONSIDERAÇÃO CIRÚRGICA DO TERÇO APICAL

A gestão da extremidade radicular ressecada durante a cirurgia perirradicular é fundamental para o sucesso global de um caso. O objetivo da cirurgia deve ser criar um ambiente propício à regeneração do periodonto, ou seja, à cicatrização e regeneração do osso alveolar, do ligamento periodontal e do cemento que reveste a extremidade radicular e o material de obturação da extremidade radicular.

Determinação da necessidade de ressecção e obturação da extremidade da raiz

A base da cirurgia perirradicular é dupla. O primeiro objetivo é remover o fator etiológico; o segundo é evitar a recontaminação dos tecidos perirradiculares depois de o agente etiológico ter sido removido.[26]

Ressecção da extremidade da raiz

Dois princípios principais ditam a extensão da ressecção da extremidade da raiz. Primeiro e mais importante, a causa (ou causas) de um processo de doença em curso deve ser removida; isto inclui a remoção do tecido doente e, quando indicado, a redução de uma raiz fenestrada apicalmente. Em segundo lugar, deve ser disponibilizado um espaço adequado para inspeção e tratamento da extremidade da raiz.

Aproximadamente 75% dos dentes têm irregularidades nos canais (por exemplo, canais acessórios ou laterais) nos 3 mm apicais do dente.[134] Uma ressecção apical de aproximadamente 3 mm deve incluir a maioria dos canais acessórios e laterais, eliminando assim a maioria dos microorganismos e irritantes residuais

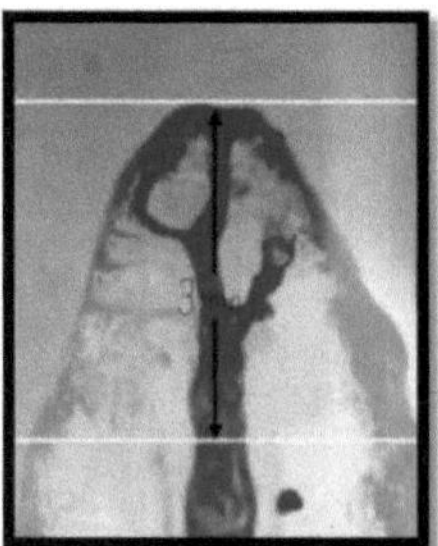

Figura 10.1- Secção desobstruída de uma raiz típica de um único canal que foi injectada com corante para demonstrar os canais acessórios apicais. A maioria das

ramificações apicais pode ser eliminada com uma ressecção de 3 mm

Quando as raízes com mais de um canal principal são ressecadas, o tecido do istmo pode estar presente, e a preparação deve ser modificada para incluir a área do istmo. Uma consideração importante na determinação da extensão da ressecção da extremidade da raiz é a presença de estruturas anatómicas, como o forame mental ou o canal mandibular. O cirurgião deve posicionar a ressecção da raiz para evitar possíveis danos a essas estruturas.[26]

- **Ângulo de ressecção**

Uma vez que a cripta óssea esteja livre de tecido de granulação e a ponta da raiz esteja claramente identificada, 3 mm da ponta da raiz são ressecados perpendicularmente ao longo eixo da raiz. A lógica para uma ressecção perpendicular da extremidade da raiz baseia-se em vários parâmetros anatómicos. Em primeiro lugar, uma ressecção perpendicular a aproximadamente 3 mm do ápice anatómico tem maior probabilidade de incluir todas as ramificações apicais nessa região do dente.[135] Em segundo lugar, à medida que o ângulo de ressecção aumenta, o número de túbulos dentinários que comunicam com a região perirradicular e o sistema de canais radiculares aumenta significativamente.

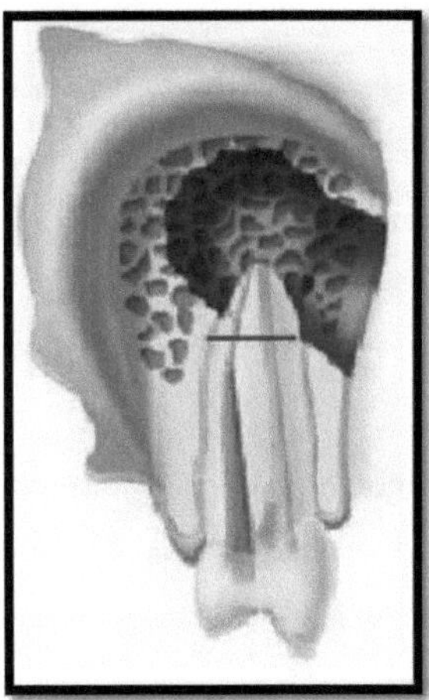

Figura 10.2- A ressecção perpendicular ou quase perpendicular da extremidade da raiz (linha vermelha) pode ser conseguida com a utilização de instrumentos microcirúrgicos, ampliação e iluminação melhoradas.

Com uma ressecção perpendicular da extremidade da raiz, as forças de tensão exercidas na região apical são distribuídas de forma mais uniforme, o que pode reduzir a propagação de fracturas apicais e proporcionar um melhor ambiente para a cicatrização apical.[26]

- Preparação da superfície da extremidade da raiz

Tal como em todas as fases da cirurgia endodôntica, o objetivo é produzir uma extremidade radicular ressecada com condições óptimas para o crescimento do cemento e subsequente regeneração do PDL ao longo da extremidade radicular ressecada. Várias substâncias encontradas no cemento estimulam a migração, o crescimento e a fixação dos fibroblastos periodontais. Os extractos de cemento também activam a síntese de fibroblastos, proteínas e colagénio, que é necessária para restabelecer um ligamento periodontal funcional.[26]

- **Topografia da superfície da extremidade da raiz ressecada**

O axioma convencional para a preparação da superfície da extremidade da raiz ressecada tem sido o de produzir uma superfície radicular lisa e plana, sem arestas vivas ou esporões da estrutura radicular que possam servir de irritantes durante o processo de cicatrização. Diferentes tipos de brocas tendem a produzir diferentes padrões na superfície da raiz ressecada. Independentemente do tipo de broca utilizada, a mancha e a fragmentação da guta-percha ao longo da face da raiz só ocorreram quando a peça de mão foi movida ao longo da face da raiz na direção inversa em relação à direção de rotação da broca. As brocas que produzem uma superfície lisa também tendem a cortar com menos vibração e vibração, resultando num maior conforto para o paciente.[136]

- **Condicionamento raiz-extremidade**

O condicionamento da superfície radicular remove a smear layer e proporciona uma superfície favorável à adesão mecânica e aos mecanismos celulares de crescimento e fixação. Expõe a matriz colagénica da dentina e retém substâncias biologicamente activas, como os factores de crescimento, na própria dentina.

Três soluções têm sido defendidas para a modificação da superfície radicular: ácido cítrico a 50%, tetraciclina e ácido etilenodiamina tetra-acético (EDTA) a 15% -24%. Todas as três soluções aumentaram a fixação dos fibroblastos à superfície radicular in vitro. No entanto, o ácido cítrico é a única solução testada numa aplicação cirúrgica endodôntica.[26]

PREPARAÇÃO DA CAVIDADE RADICULAR

A preparação da cavidade da extremidade radicular é um passo crucial no estabelecimento de um selamento apical. O objetivo é fazer uma cavidade na extremidade da raiz ressecada que seja dimensionalmente suficiente para a colocação de um material de preenchimento da extremidade da raiz e, ao mesmo tempo, evitar danos desnecessários às estruturas da extremidade da raiz. A preparação ideal é uma cavidade de classe I preparada ao longo do eixo longo do dente até uma profundidade de pelo menos 3 mm. Tradicionalmente, tem sido utilizada uma micro peça de mão com uma broca rotativa, mas com o advento das pontas ultra-sónicas concebidas especificamente para este fim, as preparações da extremidade radicular são agora mais frequentemente realizadas com a técnica ultra-sónica.[26]

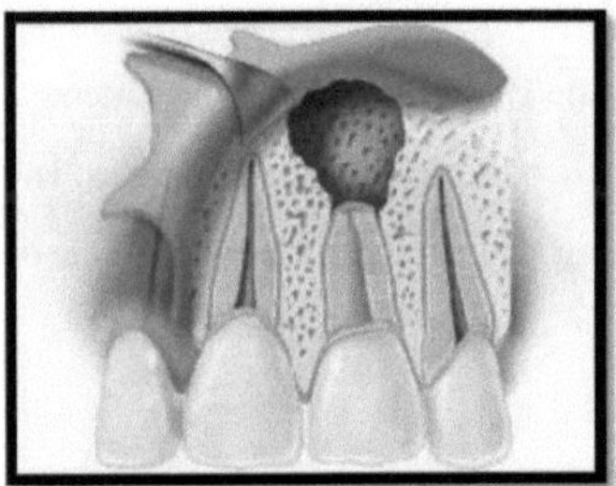

Figura 10.3- Diagrama de um preparo perpendicular à extremidade da raiz e de um preparo cavitário com 3 mm de profundidade ao longo do longo eixo da raiz.

' Preparação ultra-sónica da extremidade radicular e fracturas apicais [26]

Vários estudos investigaram o potencial de indução de fratura das técnicas de preparação ultra-sónica das extremidades radiculares. Esta é possivelmente a questão mais controversa que se coloca em relação à utilização de pontas de preparação ultra-sónica das extremidades radiculares. Foram descritos três tipos de fracturas radiculares: fracturas intracanais (com origem no sistema de canais radiculares e que se estendem até à dentina), fracturas extra-canais (com origem na superfície da raiz e que se estendem até à dentina) e fracturas comunicantes (que se estendem da superfície da raiz até ao sistema de canais radiculares). Este sistema de classificação não é universalmente utilizado em estudos sobre a preparação da cavidade da extremidade da raiz. Assim, é difícil estabelecer a importância de um tipo de fratura em relação a outro. A energia térmica produzida durante a preparação ultra-sónica pode ter sido controlada de forma mais adequada através de um ajuste de baixa potência e da existência de uma porta de irrigação para o instrumento ultrassónico.

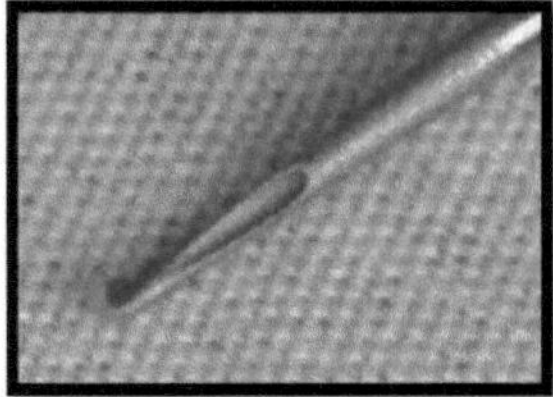

Figura 10.4- Ponta de ultra-sons com revestimento de diamante e porta de irrigação

Estão disponíveis vários tipos diferentes de pontas ultra-sónicas para a preparação da extremidade radicular, incluindo pontas de vários comprimentos e diâmetros construídas em aço inoxidável. O revestimento das pontas ultra-sónicas melhora indubitavelmente a eficiência de corte em comparação com as pontas de aço inoxidável não revestidas; isto traduz-se numa redução significativa do tempo necessário para preparar uma cavidade da extremidade radicular.[137]

- Restaurações radiculares coladas

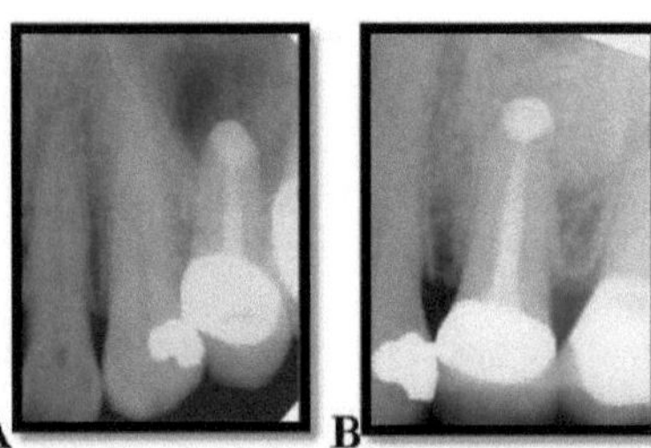

Figura 10.5 - A. Radiografia pós-operatória imediata de uma obturação radicular colada num primeiro pré-molar superior. B. Radiografia de acompanhamento aos 20 meses mostrando boa cicatrização perirradicular.

O preparo da cavidade radicular para materiais de obturação radicular colados requer uma mudança na técnica padrão de preparo da cavidade radicular. Deve ser efectuada uma preparação rasa e recortada de toda a superfície da raiz utilizando uma broca redonda ou oval; a preparação deve ter pelo menos 1 mm na concavidade mais profunda.[26] Pode ser feita uma preparação ultra-sónica no sistema de canais radiculares, mas pode não ser necessária. O material de obturação da extremidade radicular é colocado em forma de cúpula e colado a toda a extremidade radicular ressecada.

MATERIAIS DE OBTURAÇÃO RADICULAR

O material de obturação ideal para a extremidade radicular sela o conteúdo do sistema de canais radiculares dentro do canal, impedindo a saída de quaisquer bactérias, subprodutos bacterianos ou material tóxico para os tecidos perirradiculares circundantes. O material deve ser não reabsorvível, biocompatível e dimensionalmente estável ao longo do tempo. Deve ser capaz de induzir a regeneração do complexo PDL, especificamente a cementogénese sobre a própria obturação da extremidade radicular. Finalmente, as propriedades de manuseamento e o tempo de trabalho devem ser tais que o cirurgião endodôntico possa colocar uma obturação radicular com facilidade suficiente.

Muitos materiais têm sido utilizados como obturações radiculares, incluindo guta-percha, cimentos de policarboxilato, cones de prata, amálgama, Cavit (3M ESPE St. Paul, MN), cimento de fosfato de zinco, folha de ouro e parafusos de titânio. Mas os materiais habitualmente utilizados na prática clínica são os cimentos de óxido de zinco e eugenol (IRM e SuperEBA), o cimento de ionómero de vidro Diaket, as resinas compostas (Retroplast), os híbridos de resina e ionómero de vidro (Geristore) e o agregado de trióxido mineral (ProRoot-MTA).

Cimentos de óxido de zinco eugenol

O pó de óxido de zinco e o líquido de eugenol (ZOE) podem ser misturados para formar uma pasta que é compactada numa preparação de cavidade. O eugenol é libertado das misturas de ZOE, embora diminua exponencialmente com o tempo e seja diretamente proporcional à relação líquido/pó. Quando o ZOE entra em contacto com a água, sofre uma hidrólise superficial, produzindo hidróxido de zinco e eugenol. Esta reação prossegue até que todo o ZOE em contacto com a água livre seja convertido em hidróxido de zinco.[138] O eugenol pode ter uma série de efeitos nas células dos mamíferos, dependendo da concentração e do tempo de exposição. Estes efeitos incluem a depressão da respiração celular, a citotoxicidade dos macrófagos e dos fibroblastos, a depressão da resposta vasoconstritora, a inibição da prostaglandina e efeitos supressores ou potenciadores da resposta imunitária. Foram adicionados outros materiais à mistura básica de ZOE num esforço para aumentar a resistência e a radiopacidade e reduzir a solubilidade do material final. [26]

Material de restauração intermédio

O material de restauração intermédio (IRM) consiste num pó que contém mais de 75% de óxido de zinco e aproximadamente 20% de polimetacrilato misturado em partes iguais com um líquido que contém mais de 99% de eugenol e menos de 1% de ácido acético. O IRM veda melhor do que a amálgama e não é afetado pela relação líquido/pó ou pelos agentes condicionadores da extremidade radicular. A IRM parece ser tolerada no tecido perirradicular, mas não tem capacidade de regeneração do tecido duro dentário. A resposta é semelhante à observada com outros materiais à base de ZOE.[26]

SuperEBA

O SuperEBA é constituído por um pó que contém 60% de óxido de zinco, 34% de óxido de alumínio e 6% de resinas naturais. É misturado em partes iguais com um líquido que contém 37,5% de eugenol e 62,5% de ácido o-etoxibenzóico. O SuperEBA tem uma radiopacidade e efeitos de selagem semelhantes aos do IRM e é menos permeável do que a amálgama.[139] O padrão de fuga do SuperEBA não parece ser afetado pelas técnicas de condicionamento ou acabamento da extremidade radicular. Quando o SuperEBA e o IRM foram acabados com uma broca de acabamento de carboneto numa peça de mão de alta velocidade, a adaptação marginal foi melhor do que com o polimento com bola, que foi igual ao polimento com uma bolinha de algodão humedecida. O ambiente da ferida perirradicular pode afetar a estabilidade a longo prazo do SuperEBA, que demonstrou desintegrar-se ao longo do tempo num ambiente de pH ácido. Biologicamente, o SuperEBA é bem tolerado nos tecidos perirradiculares quando utilizado como uma obturação radicular, mas não tem capacidade para regenerar o cemento. As obturações radiculares com SuperEBA apresentam uma linha de coloração basófila adjacente ao material de obturação, o que pode indicar a formação de tecido duro. As fibras de colagénio parecem crescer nas fissuras do material, mas o significado deste facto é desconhecido. O SuperEBA tem um efeito antibacteriano limitado. A citotoxicidade do SuperEBA é semelhante à da amálgama e do IRM. A incidência de doença persistente após cirurgia endodôntica em que o SuperEBA foi usado como material de obturação da extremidade radicular varia de 4% a 20%. Em estudos comparativos nos quais o amálgama também foi usado como material de obturação radicular, o uso do SuperEBA sempre resultou em menos doença persistente.[26]

Cimentos de ionómero de vidro

O cimento de ionómero de vidro (CIV) é constituído por ácidos poliméricos aquosos, como o ácido poliacrílico, e por pós de vidro básicos, como o aluminossilicato de cálcio. O CIV endurece através de uma reação de neutralização do aluminossilicato, que é quelatado com grupos carboxilato para reticular os poliácidos; uma quantidade substancial do vidro permanece sem reação e actua como carga de reforço. Os cimentos de ionómero de vidro podem ser fotopolimerizados ou quimicamente polimerizados. A prata foi incorporada no CIV para melhorar as propriedades físicas, incluindo a resistência à compressão e à tração e a resistência à fluência. Ambas as formas de GIC foram sugeridas como material de obturação alternativo para o alvéolo radicular.[140]

O selamento e a adaptação marginal do GIC fotopolimerizado são superiores aos do GIC quimicamente polimerizado. O selamento obtido com o GIC é geralmente melhor do que o obtido com a amálgama e semelhante ao obtido com o IRM. A longo prazo, podem ocorrer alterações na superfície do CIV prateado que podem afetar a sua estabilidade nos tecidos perirradiculares. Os cimentos de ionómero de vidro são susceptíveis de serem atacados pela humidade durante o período inicial de presa, resultando num aumento da solubilidade e numa diminuição da resistência de união. A contaminação com humidade e sangue afectou negativamente o resultado quando o CIV foi utilizado como material de obturação da extremidade radicular; isto ocorreu com uma frequência significativamente maior em casos mal sucedidos. A citotoxicidade do GIC fotopolimerizado e químico não difere significativamente da do SuperEBA ou da amálgama. A resposta dos tecidos ao GIC é consideravelmente mais favorável do que à amálgama e semelhante à dos materiais à base de ZOE. Num estudo clínico comparativo utilizando amálgama ou GIC para a obturação de extremidades radiculares, a cicatrização foi avaliada clínica e radiograficamente após 1 e 5 anos.[26] Não foram observadas diferenças na capacidade de cicatrização entre os dois materiais. A taxa de sucesso global em ambos os grupos foi de 90% ao fim de 1 ano e 85% ao fim de 5 anos.

Diaket

O Diaket (ESPE GmbH, Seefeld, Alemanha), uma resina polivinílica inicialmente destinada a ser utilizada como selante de canais radiculares, tem sido defendida para utilização como material de obturação de extremidades radiculares. Os estudos de fugas que compararam o Diaket com outros materiais de obturação de extremidades radiculares comummente utilizados demonstraram que tem uma capacidade de selamento superior, mas a sua capacidade de selamento não foi diretamente comparada com a do MTA.[141]

No entanto, quando misturado na consistência mais espessa preconizada para utilização como material de obturação de extremidades radiculares, o Diaket demonstrou uma boa biocompatibilidade com os tecidos ósseos. Histologicamente, observou-se a formação de uma barreira tecidular única através da Diaket na extremidade da raiz ressecada, cuja natureza é desconhecida. Este tecido assemelha-se a uma matriz do tipo osteoide ou cementóide com uma aproximação das fibras do tecido periodontal, sugerindo uma resposta regenerativa ao material de preenchimento da extremidade radicular.

Resinas compostas e híbridos de resina-ionómero

Os materiais de resina composta têm algumas propriedades desejáveis e podem ser considerados para utilização como materiais de obturação da extremidade radicular. As resinas compostas também tendem a vazar menos do que o amálgama, SuperEBA, IRM e GICs. No entanto, a contaminação com sangue durante o processo de ligação reduz a resistência da ligação e aumenta a fuga. A adaptação marginal varia, dependendo das condições e dos agentes de ligação. Certos componentes das resinas compostas e dos agentes de ligação à dentina podem ter um efeito citotóxico nas células; este efeito varia, dependendo do agente e da sua concentração. Estudos demonstraram que uma vez que a resina composta endurece, as células podem crescer na sua superfície. A resposta de cicatrização dos tecidos perirradiculares às resinas compostas em geral parece ser muito diversa, variando de má a boa; isto pode depender do tipo de material utilizado. Dois materiais à base de resina composta, o Retroplast (Retroplast Trading, R0rvig, Dinamarca) e o Geristore, (Den-Mat, Santa Maria, CA) têm sido defendidos para utilização como materiais de obturação de extremidades radiculares.[26]

Retroplast

O Retroplast é um sistema de resina composta de ligação à dentina desenvolvido em 1984 especificamente para utilização como material de obturação da extremidade radicular. A formulação foi alterada em 1990, quando a prata foi substituída por trifluoreto de itérbio e óxido férrico. O Retroplast é um sistema de duas pastas que, quando misturadas, formam uma resina composta de dupla polimerização. A pasta A é composta por bis-GMA/TEGDMA 1:1, peróxido de benzoílo, N,N-di-(2-hidroxietil)-p-toluidina e BHT. Esta pasta é misturada em partes iguais com a pasta B, que é composta por resina de trifluoreto de itérbio e óxido férrico aerosil. É utilizado um agente de ligação à dentina à base de Gluma para aderir o material à superfície da extremidade da raiz. O tempo de trabalho é de 1 a 2 minutos, e a radiopacidade (devido ao teor de trifluoreto de itérbio) é equivalente a 6 mm de alumínio. Existem provas de que o Retroplast promove a formação de tecido duro no ápice da raiz, e alguns sugeriram que se trata de uma forma de cemento. Num número limitado de casos relatados, as obturações radiculares Retroplast demonstraram regeneração do periodonto, com uma camada de cimento sobre a restauração radicular.[142] A resposta de cicatrização nestes casos mostrou a deposição de cemento mínimo e a inserção de novas fibras de Sharpey. As fibras da PDL também entraram no osso alveolar adjacente recém-formado, indicando que a regeneração dos tecidos, incluindo a cementogénese, pode ocorrer sobre o material compósito, formando consequentemente um encerramento biológico do canal radicular. Numa investigação de 388 casos, comparando obturações radiculares de Retroplast ou amálgama, a cicatrização radiográfica após 1 ano foi a seguinte: com Retroplast, 74% mostraram uma cicatrização completa, 4% mostraram uma cicatrização fibrosa, 15% eram incertos e 7% eram falhas; com amálgama, 59% mostraram uma cicatrização completa, 3% mostraram uma cicatrização fibrosa, 30% eram incertos e 8% eram falhas. A cicatrização completa ocorreu significativamente mais frequentemente após a obturação da extremidade radicular com Retroplast. O número de complicações pós-operatórias imediatas não diferiu significativamente entre os grupos do compósito e da amálgama. Um estudo clínico mais recente de 351 casos relatou uma taxa de cicatrização completa de 80% a 89%.[26]

Suspensão de Resina-Ionómero (Geristore) e Compómero (Dyract)

O grupo de materiais de suspensão de resina-ionómero e compómero tenta combinar as várias propriedades das resinas compostas e dos ionómeros de vidro. O Geristore e o

Dyract (DENTSPLY, Tulsa, OK) foram investigados para utilização como material de obturação da extremidade radicular. Estes dois materiais requerem ativação por luz e agentes de ligação resina-dentina para se fixarem ao dente. A formulação de pasta/pasta de polimerização dupla da Geristore é um bis- GMA hidrofílico com libertação de flúor a longo prazo. A ativação da luz durante 40 segundos cura o material até aproximadamente 4 mm. No entanto, a camada superior é mais dura até o material atingir uma dureza uniforme 1 dia após a ativação. A avaliação de fugas in vitro do Geristore e do Dyract indica que os materiais apresentam menos fugas do que as obturações radiculares feitas de IRM, amálgama ou SuperEBA. O Geristore tem um padrão de fuga semelhante ao do MTA. Um pH ácido reduz significativamente a fuga de corante do Geristore. Estes materiais são menos sensíveis à humidade do que o cimento de ionómero de vidro convencional; no entanto, os ambientes secos produzem ligações mais fortes. O efeito da contaminação com sangue durante a fase de ligação num cenário clínico é desconhecido. O Geristore parece ter o potencial radicular para permitir a regeneração do tecido perirradicular. A resposta de cicatrização na região perirradicular é melhor descrita como imprevisível. Num estudo recente em cães, 10 dos 18 dentes obturados com extremidades radiculares desenvolveram abcessos. Isto deve-se à dificuldade técnica de colocar a obturação Geristore no extremo da raiz, mas um pequeno número de espécimes desenvolveu cemento nas obturações do extremo da raiz. A cobertura de cimento nunca foi superior a 25% da superfície da obturação radicular, o que foi consideravelmente inferior à quantidade de cimento desenvolvida no MTA branco e cinzento.[143]

Agregado de trióxido mineral [26]

MTA (ProRoot MTA; DENTSPLY, Tulsa Dental, Tulsa, OK), um material desenvolvido especificamente como uma obturação do extremo da raiz. Os estudos de capacidade de selamento in vitro e de biocompatibilidade que compararam os materiais de obturação do extremo radicular demonstraram que o MTA é superior a outros materiais normalmente utilizados. Quando foram utilizados vários modelos de fuga in vitro, o MTA evitou a fuga tão bem como a resina composta e o GIC, mas a presa e a fuga subsequente do MTA não são afectadas pela presença de sangue. Torabinejad et al. desenvolveram o produto original (MTA cinzento). Os principais constituintes deste material são o silicato de cálcio ($CaSiO4$), o óxido de bismuto ($Bi2O3$), o carbonato de cálcio ($CaCO3$), o sulfato de cálcio ($CaSO4$) e o aluminato de cálcio ($CaAl2O4$). A hidratação do pó produz um gel coloidal que se solidifica numa estrutura dura constituída por cristais discretos numa matriz amorfa. Os cristais são compostos por óxido de cálcio e a região amorfa é composta por 33% de cálcio, 49% de fosfato, 2% de carbono, 3% de cloreto e 6% de sílica. Num estudo que comparou o tempo de presa, a resistência à compressão, a radiopacidade e a solubilidade do MTA com os da amálgama, do SuperEBA e do IRM, verificou-se que o MTA era menos radiopaco do que a amálgama, mas mais radiopaco do que o SuperEBA e o IRM. O MTA teve o tempo de presa mais longo (2 horas e 45 minutos) e a resistência à compressão mais baixa às 24 horas após a mistura (40 MPa), embora a resistência à compressão tenha aumentado para 67 MPa aos 21 dias após a mistura. A solubilidade do MTA após a presa foi semelhante à da amálgama e do SuperEBA. Inicialmente, o MTA tem um pH de 10,2, que aumenta para 12,5 3 horas após a mistura. O MTA é menos citotóxico do que a amálgama, o SuperEBA ou as obturações radiculares com IRM. Estudos de cirurgia endodôntica em cães e macacos relataram menor inflamação perirradicular e deposição de cemento imediatamente adjacente ao material de obturação da extremidade radicular. Outros investigadores teorizaram que o óxido tricálcico do MTA reage com os fluidos teciduais para formar hidróxido de cálcio, resultando na formação de tecido duro. A importância da presença de tecido semelhante ao cemento adjacente ao MTA não pode ser subestimada. A deposição de cimento é essencial para a regeneração do aparelho periodontal. O aumento do novo cemento através da extremidade da raiz e da restauração da extremidade da raiz é essencial para a cicatrização ideal do periodonto.

Uma camada também aumentaria a integridade da barreira apical, tornando-a mais resistente à penetração de microrganismos, estabelecendo, de facto, uma barreira biológica. Esta situação é mais frequente nas secções em que o MTA foi utilizado como material de preenchimento. O MTA parece ser capaz de induzir as células cementoblásticas a produzirem tecido duro. Recentemente, a cementogénese na presença de MTA foi avaliada através da avaliação da expressão de osteocalcina (OCN), do crescimento celular e da morfologia das células semelhantes a cementoblastos. A análise ao microscópio eletrónico de varrimento (SEM) indicou que os cementoblastos podiam fixar-se e crescer no MTA. Além disso, foi observada uma forte expressão do gene OCN após a aplicação do MTA. O MTA também pode aumentar a produção de citocinas pró-inflamatórias e anti-inflamatórias dos osteoblastos. O significado clínico desta reação não é conhecido. O efeito do MTA nos tecidos perirradiculares deve-se provavelmente em parte a estas reacções.

Num estudo de avaliação de resultados em humanos que comparou o ProRoot MTA com o IRM, a taxa de doença persistente com o MTA foi de 16% aos 12 meses e de 8% aos 24 meses.[144] A taxa de doença persistente com o IRM foi de 24% aos 12 meses e de 13% aos 24 meses. A utilização do MTA como material de obturação da extremidade radicular resultou numa elevada taxa de sucesso que não foi significativamente melhor do que a obtida com o IRM. Um ensaio clínico prospetivo recente que utilizou o MTA como material de obturação da extremidade radicular, juntamente com as técnicas microcirúrgicas actuais, relatou 89% de sucesso clínico, com um tempo de seguimento que variou entre 4 e 72 meses. Em 2002, foi introduzida uma variação da fórmula original do MTA cinzento. Este material, que tem uma cor creme branca, é frequentemente designado por MTA branco. A composição química do MTA branco é muito semelhante à do original. Os materiais ProRoot-MTA branco e cinzento diferem em menos de 6% em qualquer um dos componentes. Ambos são pós finos com um tamanho médio de partícula de aproximadamente 10 pm (o intervalo de tamanho de partícula é de aproximadamente 0,1 a 100 pm). A radiopacidade de ambos os materiais é equivalente a aproximadamente 3,04 mm de alumínio. Quando o MTA branco foi implantado no tecido conjuntivo subcutâneo de ratos, os resultados foram semelhantes aos relatados para o MTA cinzento. O MTA cinzento tem uma infiltração mais ligeira a moderada de macrófagos e/ou células gigantes multinucleadas e o MTA branco não tem macrófagos e/ou células gigantes multinucleadas adjacentes ao material. Todos os outros parâmetros avaliados foram essencialmente os mesmos.

Visão geral dos materiais de obturação radicular

Muitos materiais diferentes têm sido defendidos para utilização como materiais de preenchimento do alvéolo radicular, e cada um tem vantagens e desvantagens específicas. No entanto, do ponto de vista biológico da regeneração dos tecidos perirradiculares, o MTA, seguido do Retroplast, parece ter uma clara vantagem sobre os outros materiais disponíveis. O Retroplast e outros materiais de preenchimento à base de resina composta requerem uma hemostase meticulosa e um campo cirúrgico seco para obter resultados óptimos. A desvantagem mais frequentemente citada do MTA são as suas propriedades de manuseamento. Mesmo quando corretamente preparado, o MTA é mais difícil de colocar na cavidade da extremidade da raiz do que a maioria dos outros materiais.[26]

CAPÍTULO 11

COMPLICAÇÕES IATROGÉNICAS DO TERÇO APICAL

Os contratempos endodônticos ou acidentes processuais são aqueles acontecimentos infelizes que ocorrem durante o tratamento, alguns devido a negligência nos pormenores, outros totalmente imprevisíveis.

Com a evolução da endodontia, a melhoria dos instrumentos e equipamentos e as técnicas inovadoras contribuíram para uma melhor qualidade do tratamento. Os avanços tecnológicos alteraram a forma como a endodontia é praticada.

Estes avanços, em conjunto com uma maior educação e consciencialização dos pacientes dentários, ajudaram a promover a opinião de que a dentição deve permanecer durante toda a vida das pessoas. À medida que a esperança de vida da população aumenta, a necessidade de manter a dentição de um paciente durante um período de tempo mais longo conduziu a uma avalanche de procedimentos avançados que não existiam há alguns anos. Como resultado, a necessidade de efetuar uma terapia convencional de canais radiculares aumentou drasticamente. Este facto levou também a um aumento da complexidade dos casos tratados tanto por dentistas gerais como por endodontia. Como resultado, estão a ser criados novos problemas / erros de procedimento.

O reconhecimento de um acidente é o primeiro passo para a sua gestão. Após o reconhecimento, pode ser efectuada uma correção, dependendo do tipo e da extensão do acidente de procedimento. O passo seguinte consiste em reavaliar o prognóstico do dente afetado. Isto é muito importante, uma vez que pode afetar todo o plano de tratamento e pode também envolver consequências dento-legais. Por isso, é importante reconhecê-las, corrigi-las e preveni-las.[20]

Ingle[20] classificou os vários acidentes endodônticos com base no procedimento durante o qual podem ocorrer.

Instrumentação relacionada

- Formação de cumeeiras.
- Transporte apical.

- Instrumentos separados e objectos estranhos.
- Bloqueio do canal.
- Perfuração apical.

Acidentes relacionados com a irrigação

- Extrusão de irrigantes para além do ápice.
- Enfisema aéreo.

Relacionado com a obturação

- Problema relacionado com o antes, o durante e o depois da obturação.
- Complicações neurológicas.

Relacionado com a cirurgia

- Durante a ressecção apical e o bisel .
- Durante a preparação e restauração da extremidade da raiz.

Diversos

- Surtos.

Instrumentação relacionada

É importante compreender os objectivos biológicos e mecânicos da moldagem dos canais e da limpeza dos sistemas de canais radiculares.[145] A não observância destes objectivos predispõe a complicações desnecessárias, tais como bloqueios, saliências, transposições apicais e, potencialmente, perfurações. Lamentavelmente, estes fenómenos ocorrem clinicamente. Talvez, o método mais negligenciado e não declarado para negociar um canal bloqueado, contornar a saliência ou gerir o transporte seja a determinação, a perseverança e a paciência.

1. LEDGES

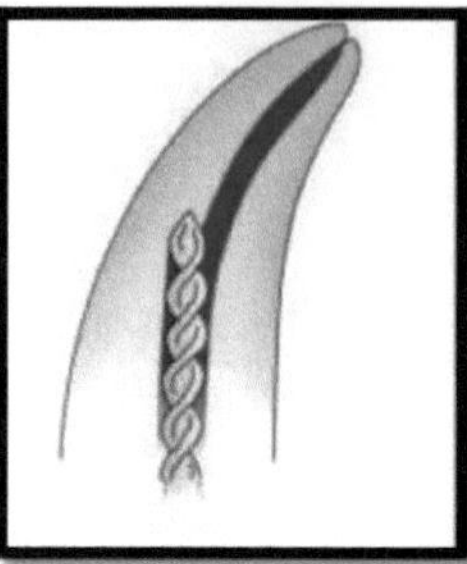

Figura 11.1 - Formação de rebordos provocada por um instrumento rígido num canal curvo

Um transporte interno do canal é designado por "saliência" e resulta do alargamento excessivo de um canal curvo e de um trabalho aquém do comprimento total do canal. Muitas saliências podem ser contornadas com êxito utilizando as técnicas descritas para os blocos. Uma vez que a ponta de um instrumento esteja apicalmente a uma saliência. A lima é movida em amplitude vertical utilizando movimentos muito curtos de empurrar-puxar enquanto permanece apical ao defeito. Quando a lima se move livremente, são utilizados movimentos de empurrar-puxar ligeiramente mais longos para reduzir a saliência e confirmar a presença ou ausência de quaisquer irregularidades residuais no canal interno. Quando a lima atinge facilmente o comprimento de trabalho. A lima é rodada no sentido dos ponteiros do relógio quando é retirada, num esforço para reduzir a saliência. Suavizar ou eliminar a saliência, que se encontra normalmente na parede exterior de uma curvatura do canal. Durante estes procedimentos de correção, a lima deve ser mantida em posição coronal ao longo de todo o comprimento de trabalho, de modo a evitar o alargamento do forame apical. Uma vez que uma saliência possa ser previsivelmente contornada, os esforços são direcionados para estabelecer a patência com uma lima #10. Passar suavemente uma lima #10 cónica de 0,02 1 mm através do forame aumenta o seu diâmetro para 0,12 mm e abre caminho para a lima #15.

O alargamento do canal radicular após a remoção do rebordo pode ser efectuado utilizando limas manuais de níquel-titânio, por exemplo, ProTaper (Dentsply International). A principal vantagem da utilização de limas de NiTi com uma conicidade maior para remover um rebordo é o facto de as suas conicidades serem três a seis vezes maiores do que as limas cónicas convencionais de 0,02 e, por conseguinte, a sua capacidade de moldar o canal de forma mais eficiente. Assim que uma lima manual NiTi pré-curvada tiver sido inserida no canal e a sua ponta pré-curvada tiver contornado com êxito a saliência. (Fig. 11.2) Então, a sua conicidade maior elimina ou reduz por vezes a extensão da saliência, utilizando um número mínimo de limas.

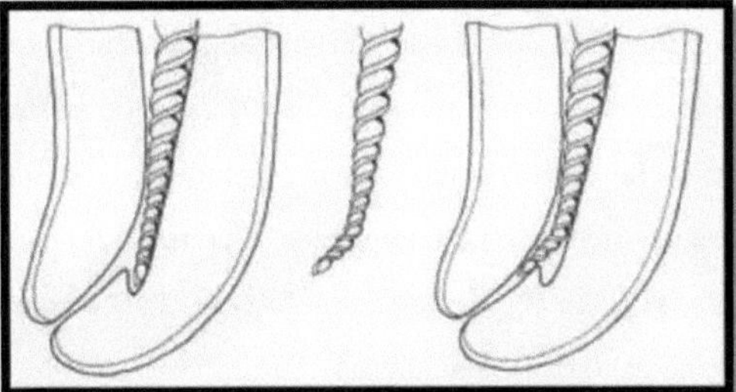

Figura 11.2- A pré-circuncisão da lima permitiu contornar a saliência com êxito.

As limas NiTi não devem ser introduzidas no canal até que a saliência tenha sido contornada, o canal negociado e a patência estabelecida. Contornar a saliência e preparar o canal até um tamanho 15 e, se necessário, uma lima K 20, cria uma trajetória de deslizamento que permite que a ponta do instrumento de NiTi alcance passivamente o comprimento desejado. Para mover a extensão apical de uma lima de NiTi para além de uma saliência. O instrumento deve ser pré-curvado, de preferência com um alicate de bico de pássaro (Hu-Friedy). Para efetuar uma pré-curvatura bem sucedida de um instrumento de NiTi, a extremidade de trabalho da lima de NiTi é seguramente agarrada entre as maxilas do alicate e o cabo é puxado através de um raio entre 180 e 270°. O níquel titânio tem memória de forma. E os esforços para o dobrar devem ser exagerados para que, quando o instrumento for libertado do alicate. Terá a curvatura desejada na sua extensão apical. Um batente de borracha num instrumento manual de NiTi está orientado de forma a permitir o controlo da extremidade de trabalho pré-curvada da lima para contornar e mover-se apicalmente para a saliência. Após a utilização de limas manuais NiTi, a lima 10 é utilizada para verificar a redução ou eliminação do rebordo. O canal precisa então de ser alargado até ao seu tamanho e conicidade finais.[146]

Em casos difíceis e com base em radiografias pré-operatórias, o clínico deve ocasionalmente tomar a decisão de continuar os procedimentos de modelação na esperança de eliminar a saliência ou de abortar se os esforços continuados enfraquecerem ou perfurarem a raiz. Nem todas as saliências podem ou devem ser removidas. Os clínicos devem pesar o risco versus o benefício e fazer todos os esforços para maximizar a dentina remanescente.[145]

Nos casos em que uma saliência não pode ser removida, o encaixe do cone mestre da guta-percha pode ser difícil. Nestes casos, um cone mestre é cortado a partir da ponta de modo a que o seu diâmetro mais estreito seja igual ao diâmetro da lima que se encaixa firmemente no comprimento. O cone pode então ser pré-curvado para simular a curvatura do canal e a sua ponta colocada num prato com álcool isopropílico a 70%. O cone mestre é removido após alguns segundos e o clínico notará um aumento significativo na sua rigidez. Pode ser colocada uma marca de orientação na extremidade do cone mestre para identificar o comprimento de trabalho e a direção da curvatura do cone. Esta técnica facilita muito a colocação do cone principal durante a obturação.[39]

2. TRANSPORTES APICAIS

Mover a posição do terminal fisiológico do canal para uma nova localização iatrogénica na superfície externa da raiz equivale a um transporte do forame.[147] O fecho ou rasgamento apical é causado pela utilização de limas progressivamente maiores e mais rígidas até ao comprimento de trabalho.[148] Se tiver ocorrido um transporte apical, então o canal apresenta a chamada preparação em cotovelo com uma forma apical invertida. Esta forma não proporciona uma forma de resistência para condensar a guta-percha. Isto leva a casos mal embalados que estão verticalmente sobre-extendidos, mas ao mesmo tempo internamente sub-preenchidos.[149] Em geral, os transportes apicais podem ser classificados em três tipos, cada um diferindo na estratégia de tratamento específica.

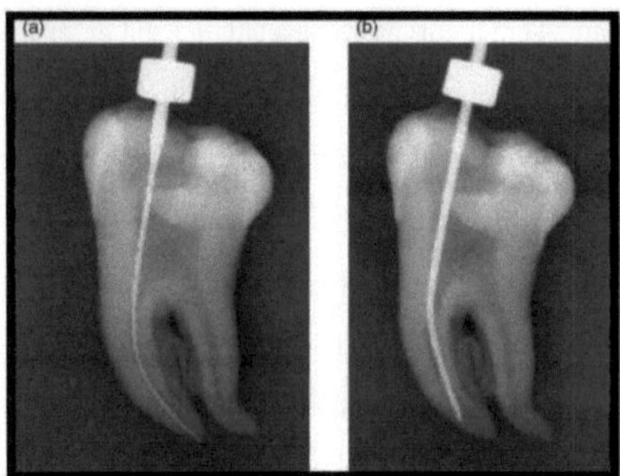

Figura 11.3- O canal radicular apresenta transporte acentuado, ocorreu uma perda do comprimento de trabalho e o canal foi endireitado.

Transporte de tipo I

Um transporte de Tipo I representa um pequeno movimento da posição do forame fisiológico, resultando na sua relocalização iatrogénica. Neste caso, o clínico deve selecionar a técnica correta para tentar criar uma arquitetura positiva do canal apical. Gerar a forma correta coronal ao forame exigirá a remoção adicional de dentina e pode predispor ao enfraquecimento da raiz ou a uma perfuração da faixa lateral. Se for possível manter dentina residual suficiente e se a preparação acima do forame puder ser corrigida, então alguns destes casos inicialmente transportados podem ser completamente limpos, modelados e preenchidos. Lamentavelmente, muitos canais cujos forames foram significativamente transportados não são passíveis de uma abordagem de tratamento relacionada com o Tipo I e necessitarão de passos adicionais.[39]

Transporte tipo II

O transporte de Tipo II representa um movimento moderado da posição fisiológica do forame, resultando numa relocalização iatrogénica considerável na superfície externa da raiz. O zipping ou rearing apical é mais pronunciado do que num transporte de Tipo I. Nestes casos, existe uma maior comunicação com o espaço periapical e a tentativa de criar uma forma coronal adicional poderia enfraquecer e/ou perfurar a raiz. No tratamento destes canais, é selecionada uma barreira para controlar a hemorragia e fornecer uma matriz para condensar durante os procedimentos de obturação subsequentes. A barreira de eleição para um transporte de Tipo II é o MTA (ProRoot, Dentsply International).[150] O MTA é um material biocompatível para o tratamento de reparações radiculares e pode ser utilizado em canais que apresentam transporte apical, bem como em raízes imaturas e em transportes de Tipo II.

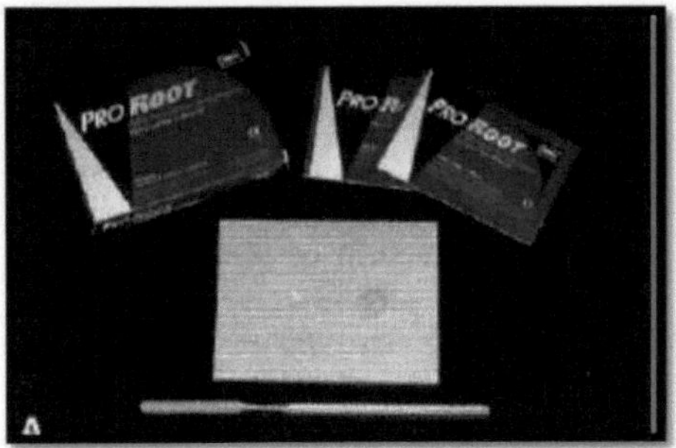

Figura 11.4- O ProRoot, ou agregado de trióxido mineral IMTAI. é embalado em pó

e depois misturado com água esterilizada até obter uma consistência pesada tipo "bolo". A fotografia mostra o MTA cinzento; o MTA branco também está disponível

Além disso, o MTA é utilizado para reparações não cirúrgicas e cirúrgicas de perfurações ou como material cirúrgico de preenchimento de extremidades radiculares. De forma notável, o cemento cresce adjacente e sobre este material não absorvível e radiopaco, permitindo assim um aparelho de fixação periodontal normal. Embora um campo seco facilite o controlo visual, o MTA não é aparentemente comprometido por uma ligeira humidade e endurece normalmente em 4 a 6 horas com uma ligeira expansão, criando uma adaptação marginal tão boa ou melhor do que os melhores materiais utilizados atualmente. [39]O pó de MTA é misturado com solução anestésica ou água esterilizada até obter uma consistência viscosa pesada. Pode ser utilizada gaze 2 x 2 sem fibras para absorver o excesso de humidade e atingir a viscosidade ideal. Uma pequena alíquota do MTA é introduzida no canal preparado com um dispositivo de transporte de microtubos ou na parte lateral de um instrumento de reparação West Perf (SybronEndo).

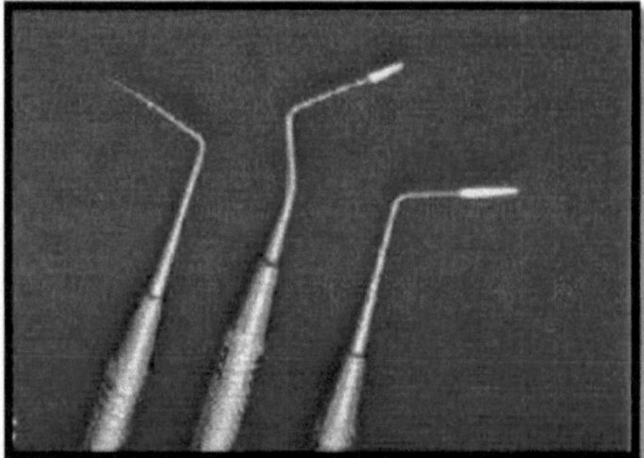

Figura 11.5- Os instrumentos de reparação da West Perfo são finos. A espátula flexível é angulada em diferentes orientações.

O MTA é então suavemente compactado no canal até um comprimento aproximado, utilizando um cone de guta-percha não padronizado personalizado como um obturador flexível. O cone de guta-percha deve ser aparado apicalmente para ter um diâmetro suficiente para condensar eficazmente o MTA. Em canais mais rectos, o MTA pode ser vibrado e movido para dentro do defeito e para o comprimento com uma ponta ultra-sónica. O instrumento escolhido deve ser selecionado de acordo com o comprimento e o diâmetro do canal, inserido na mistura de MTA e ativado com a energia mais baixa. A energia ultra-sónica direta vibra e gera um movimento ondulatório que facilita o movimento e a adaptação do cimento na extensão apical do canal. Antes de iniciar os procedimentos subsequentes, deve ser confirmada radiograficamente uma zona densa de 4 a 5 mm de MTA no terço apical do canal. No caso de o defeito estar localizado apicalmente a uma curvatura do canal, uma coluna de 4 a 5 mm de MTA é primeiro empurrada apicalmente para além da curvatura com um obturador de gutapercha flexível. Uma lima de aço inoxidável pré-curvada # 15 ou # 20 é então inserida para além da curvatura do canal, no MTA e até 1 a 2 mm do comprimento de trabalho. Utiliza-se então ultra-sons indirectos com uma ponta ultra-sónica no eixo da lima. Esta energia vibratória fará com que o MTA se liquefaça, se mova e se adapte às configurações do canal lateralmente, bem como controle o seu movimento em direção aos tecidos periapicais. Mais uma vez, uma zona de preenchimento densa de 4 a 5 mm de MTA na extensão apical do canal deve ser confirmada radiograficamente. Os fluidos presentes nos tecidos periapicais externos ao canal fornecerão humidade suficiente para que o aspeto apical do MTA posicionado assente. Além disso, uma bola de algodão pré-dimensionada humedecida com água deve ser colocada contra o aspeto mais coronal do MTA dentro do canal. O dente é então provisório e o paciente é dispensado. Numa consulta subsequente, a obturação temporária é retirada e o algodão humedecido é removido. O cimento MTA é sondado com um explorador afiado para determinar a sua dureza. Normalmente, o material endureceu e o médico pode então obturar contra esta barreira. Se o material for mole, deve ser removido, a área deve ser irrigada, seca e deve ser colocada uma nova mistura de MTA. Aquando da reentrada subsequente, deverá existir uma barreira dura que proporcionará uma matriz contra a qual se condensará a lima do canal radicular.[39]

Transporte tipo III

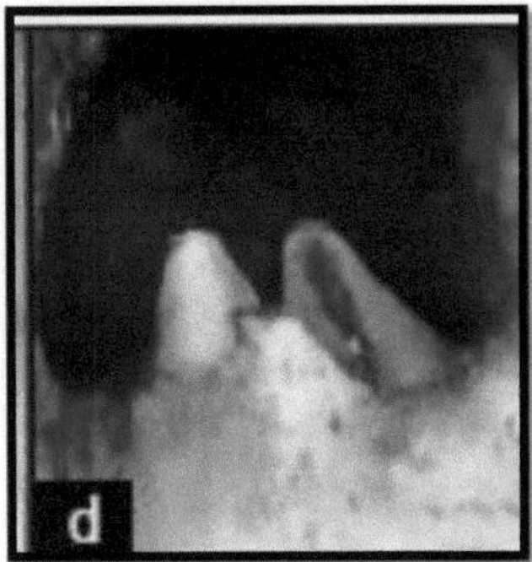

Figura 11.6 - Transporte apical exposto

O transporte de tipo III representa um movimento grave da posição fisiológica do canal, resultando numa deslocação iatrogénica significativa do forame fisiológico. Nesta situação, uma técnica de barreira geralmente não é viável e, portanto, a obturação termoplástica é impossível. Se um dente com um transporte de Tipo III tiver de ser retido, é necessário obturação o melhor possível, seguida de cirurgia corretiva. Os transportes foraminais graves que não podem ser tratados cirurgicamente resultam na remoção do dente como única alternativa.

3. Quebra de instrumentos no canal

Os instrumentos separados ou partidos dentro do sistema de canais radiculares constituem um perigo potencial durante o tratamento dos canais radiculares. A possibilidade de separação de instrumentos aumenta consideravelmente quando o instrumento é utilizado incorretamente.

A flexibilidade e resistência limitadas dos instrumentos intracanais, combinadas com uma utilização incorrecta, podem resultar na separação de um instrumento intracanal. Qualquer instrumento pode partir-se, sendo mais frequente o envolvimento de limas e alargadores neste tipo de acidente. A utilização forçada ou repetida de limas fatigadas é a principal causa de separação.

Prevalência e evolução clínica [151]

A incidência de fratura de instrumentos é de 0,25-14%. Messer estimou que a prevalência de fragmentos retidos presentes em dentes tratados com canais radiculares é de cerca de 1,6% (principalmente limas de aço inoxidável); o número de limas de NiTi pode ser ainda menor, cerca de 1% de todos os canais tratados. Seltzer et al., assim como Grossman, também sugeriram que instrumentos quebrados presentes em casos de pulpectomia vital teriam um prognóstico mais favorável do que aqueles com polpas necrosadas. Uma taxa de sucesso de 86% (para dentes com lesões radiolúcidas periapicais pré-operatórias) a 98% (sem lesões pré-existentes) foi relatada para aqueles que continham um instrumento separado.

A maior parte da literatura - tanto estudos *in vitro* como *in vivo* - concorda que quando os fragmentos estão localizados apicalmente à curvatura do canal, a remoção é comprometida, muitas vezes impossível e geralmente desaconselhada. Não há diferença significativa no sucesso da remoção do instrumento em relação à sua posição no canal (a exceção é quando os fragmentos se estendem para além do ápice). No entanto, os autores também relataram que o potencial de perfuração foi maior quando a remoção foi tentada no terço apical do canal radicular.

Reconhecimento:

A remoção de uma lima encurtada com uma ponta romba de um canal e a subsequente perda de patência para o comprimento original são os principais indícios de um instrumento separado. Uma radiografia é imprescindível para a confirmação.

Correção:

A correção óptima da fratura de instrumentos ou da presença de outros objectos estranhos num canal, regra geral, deve ser feita como abordagem inicial ao tratamento corretivo.

Diferentes métodos de remoção de instrumentos partidos

1. Os instrumentos ultra-sónicos finos provaram ser os mais eficazes para soltar e "expulsar" os fragmentos partidos. Utilizando um microscópio e pontas de diamante finas especiais, pode ser criado um túnel perto do instrumento separado, que pode então ser vibrado e desalojado.

2. Nalguns casos, utiliza-se cianoacrilato para fixar e remover o instrumento e, noutros casos, uma lima Hedstroem é encaixada na manga até o instrumento ficar bloqueado entre as flautas da lima e a parede da manga.

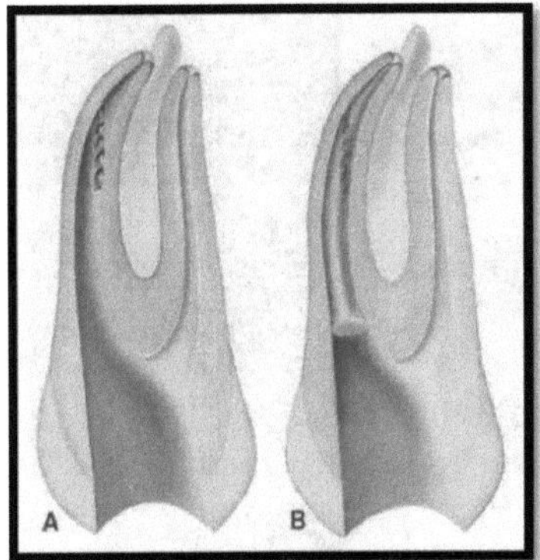

1. O instrumento parte-se ao longo das paredes do canal, ficando preso entre

irregularidades da dentina secundária ou calcificações. Os instrumentos partidos podem muitas vezes ser contornados se os canais tiverem uma forma oval ou irregular. O bypass é facilitado com um lubrificante. O segmento do instrumento torna-se assim parte do material de obturação. O esforço para contornar um instrumento partido tem o seu próprio risco: a possível perfuração do canal.

2. Se o fragmento não puder ser contornado, pode-se preparar e preencher o canal até ao nível em que a instrumentação pode ser efectuada. O instrumento embutido na dentina antes da fragmentação pode ajudar a selar o ápice.
3. Se o fragmento se estender para além do ápice e os esforços para o remover não cirurgicamente não forem bem sucedidos, o tratamento corretivo incluirá provavelmente uma cirurgia apical.

Prognóstico

O prognóstico de um instrumento avariado não se altera muito se o instrumento for contornado ou removido.

Prevenção

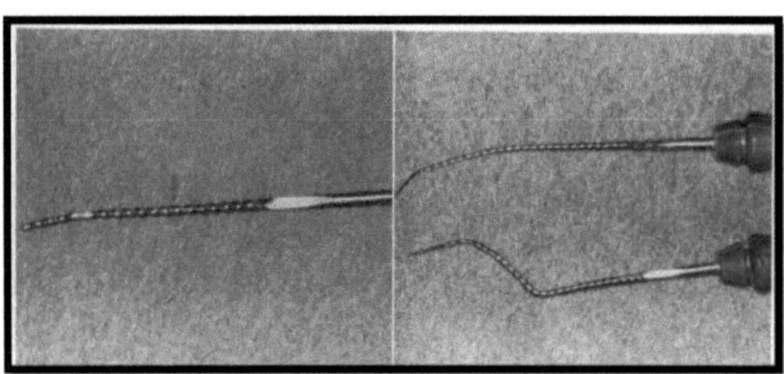

a) Se forem detectadas tensões, defeitos ou não enrolamentos, dobras, torções ou dobras nas flautas, estes instrumentos devem ser retirados de uso.
b) Instrumentação sequencial, utilizando a técnica de "um quarto de volta" e aumentando o tamanho da lima apenas depois de a lima de trabalho atual se encaixar livremente no canal sem se prender.
c) A utilização excessiva de instrumentos de menor dimensão provoca a dobragem ou

cravação. Por conseguinte, é fundamental um controlo constante da utilização.

d) De acordo com a morfologia do canal, a flexão ou a pré-cirurgia é necessário.[151]

4. CANAIS BLOQUEADOS

Ao encontrar um canal bloqueado, o canal não deve ser seco, mas irrigado com NaOCl como lubrificante. São necessárias radiografias bem anguladas para determinar a curvatura da raiz e a patose apical. O clínico deve compreender que o fluxo da doença num sistema de canais radiculares ocorre na direção coronal para apical. Consequentemente, as lesões de origem endodôntica formam-se adjacentes aos portais de saída do sistema de canais para a superfície da raiz. Como tal, e se aplicável, as limas são direcionadas para as lesões apicais. [39]

De um modo geral, ao tratar canais obstruídos, deve ser escolhida a lima mais curta para atingir o comprimento de trabalho. Os instrumentos mais curtos proporcionam mais rigidez e aproximam os dedos do clínico da ponta do instrumento, resultando num maior controlo tátil. Tenha em conta que os canais são frequentemente mais curvos do que as raízes que os contêm. Uma lima ISO (0,02) tamanho 10 é pré-curvada para simular a curvatura esperada do canal e um batente de borracha marcado é orientado para corresponder à curvatura da lima. Tenta-se então fazer deslizar suavemente a lima até ao comprimento. Se não for bem sucedido, o canal deve ser pré-alargado acima do ponto de paragem para facilitar a sua deslocação até ao comprimento. Se for encontrada uma obstrução, a lima pré-cortada é utilizada numa ação de bicada suave dirigida apicalmente. Durante este procedimento, o batente de borracha deve ser continuamente reorientado, o que redireccionará o aspeto apical da lima pré-cortada na tentativa de percorrer o resto do canal.

Uma lima de tamanho pequeno deve ser utilizada com uma amplitude muito curta, com movimentos ligeiros de picada, num esforço para negociar o terminal do canal. As amplitudes curtas deste movimento garantem a segurança, transportam o irrigante mais profundamente e aumentam a possibilidade de negociação do canal. As cargas de torção ao longo do comprimento predispõem o instrumento à separação. Se a extremidade apical da lima "se colar" ou encaixar, então o movimento do cabo deve ser um movimento recíproco mínimo para a frente e para trás. Se uma lima n.º 10 começar a mover-se apicalmente, pode ser útil mudar para um instrumento mais pequeno com um diâmetro de ponta de 0,08 ou 0,06 mm. Uma radiografia de trabalho ou a remoção frequente da lima ajuda a verificar se a sua curva está a seguir a morfologia esperada do canal radicular.

Dependendo da gravidade do bloqueio, esses esforços podem permitir que o clínico alcance passivamente o forame e estabeleça a patência.

Se não se registarem progressos após esforços diligentes durante um período de tempo de aproximadamente 2 a 3 minutos, o NaOCl é removido do sistema de canais radiculares e substituído por um quelante viscoso, como o EDTA a 17% (RC Prep, Clyde ou ProLube). São então utilizadas as mesmas técnicas descritas acima, reconhecendo que são necessários alguns minutos para que o quelante penetre profundamente no canal e amoleça a dentina superficial. Se uma lima #10 não conseguir atravessar os detritos, pode ser adequado um instrumento mais pequeno, como uma lima #08.

Quando o instrumento atinge o comprimento de trabalho, a sua ponta é movida suavemente para o forame e minuciosamente através dele. Empurrar o instrumento até ao comprimento transporta mais quelante para o interior do canal, mantém os detritos em suspensão e lubrifica a lima para que esta atinja mais facilmente o comprimento pretendido. O médico deve continuar com movimentos de empurrar/puxar de amplitude curta e mover a lima suave e subtilmente num intervalo de I a 2 mm. Quando o instrumento se move livremente, são efectuadas pancadas de amplitude ligeiramente maior, de 2 a 3 mm. Finalmente, utilizam-se movimentos de 3 a 4 mm até que a lima possa ser movida para o terminal com facilidade e previsibilidade. Estes passos requerem tempo e paciência.

Ocasionalmente, surgem situações clínicas em que as técnicas acima mencionadas foram cuidadosamente tentadas, mas a lima não está a progredir apicalmente ou não está a manter o verdadeiro trajeto do canal. As medidas corretivas requerem uma decisão de tratamento ponderada. Se o dente é assintomático e os sintomas não são mascarados por um fármaco e se o periodonto é saudável e não há lesões de origem endodôntica, então a preparação pode ser terminada ao nível da obstrução e obturada. O paciente deve ser informado sobre este resultado menos que ideal, sobre a importância de monitorizar a situação com consultas de acompanhamento e sobre a possível necessidade de cirurgia futura.

Se um canal bloqueado não for negociável e se estiverem presentes sintomas clínicos, colapso periodontal e/ou uma lesão de origem endodôntica, então o sistema de canais radiculares deve ser tratado e obturado da forma mais eficiente possível, pois, por vezes, as radiografias pós-operatórias podem demonstrar que a hidráulica de uma obturação termoplástica deslocou material para áreas não tratadas do canal radicular. O doente tem de ser informado da importância das consultas de acompanhamento e de que as opções de tratamento futuras podem incluir cirurgia, reimplantação ou extração.[39]

5. PERFURAÇÃO

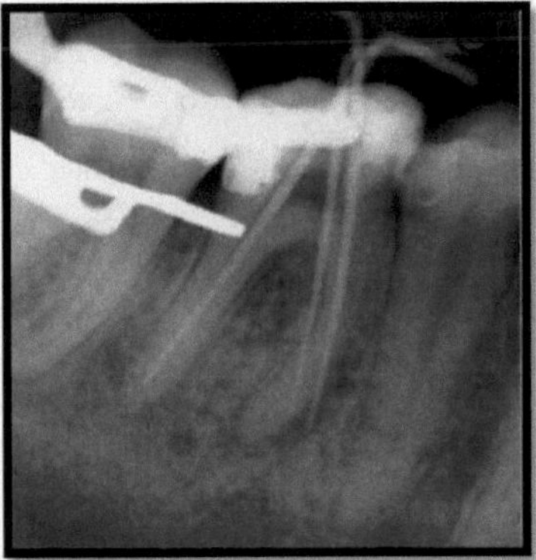

Figura 11.7 - Endireitamento severo do canal resultando em perfurações apicais.

A perfuração da raiz é uma complicação comum do tratamento endodôntico e do pós-preparo, e muitas vezes leva à extração do dente. O prognóstico das perfurações radiculares depende do tamanho e da localização do defeito, do período de tempo em que a perfuração esteve exposta à contaminação e da capacidade de selar hermeticamente o defeito.[39,151]

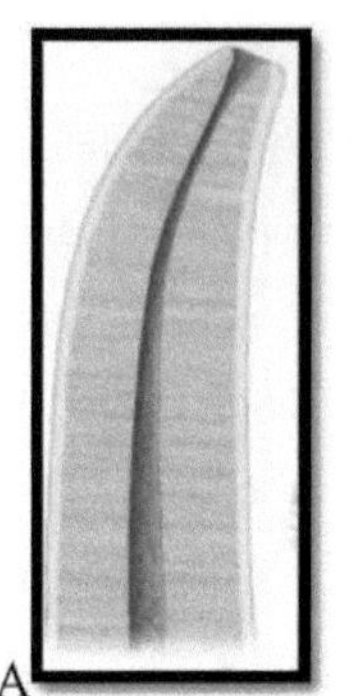

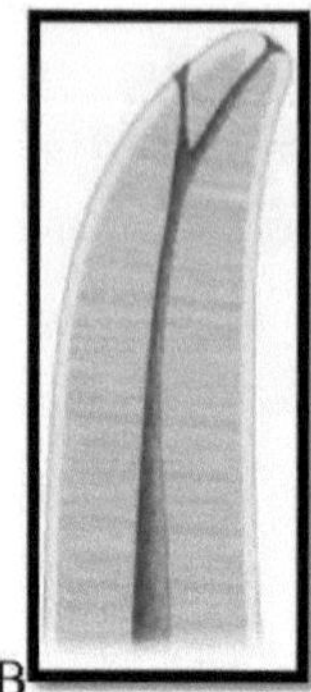

Figura 11.8- A. Zíper apical com perfuração. B. Borda com perfuração

Geralmente, o tratamento não cirúrgico do canal radicular é indicado para o tratamento de perfurações radiculares; a intervenção cirúrgica é reservada para casos que não responderam ao tratamento não cirúrgico ou que requerem tratamento concomitante do periodonto. A perfuração do terço apical da raiz pode resultar do facto de não se conseguir ultrapassar a curvatura das raízes. Os instrumentos endodônticos tentam endireitar-se nestes canais radiculares, causando assim uma perfuração iatrogénica da raiz. Clinicamente, as perfurações do terço apical da raiz devem ser tratadas utilizando os mesmos princípios endodônticos padrão utilizados para os canais radiculares normais. Na maioria dos casos, a principal dificuldade é aceder e tratar adequadamente o canal radicular principal. Mais de 80% dos tratamentos de canal radicular falhados são sintomáticos, pelo que o acompanhamento é muito importante em cada caso.

ACIDENTES RELACIONADOS COM A IRRIGAÇÃO

Factores que afectam a extrusão do irrigante durante a irrigação do canal radicular

A injeção inadvertida de irrigantes do canal radicular para além do forame apical pode ocorrer em dentes com forames apicais largos ou quando a constrição apical foi destruída durante a preparação do canal radicular ou por reabsorção. Além disso, a pressão extrema durante a irrigação ou a fixação da ponta da agulha de irrigação no canal radicular, sem que o irrigante possa sair do canal radicular coronalmente, pode resultar em grandes volumes do irrigante que entram em contacto com os tecidos apicais.

Várias soluções de irrigação têm potencial citotóxico e podem causar dor intensa se tiverem acesso aos tecidos periapicais.[152] A secagem dos canais radiculares com ar pressurizado também causa acidentes, devido à extrusão de ar na zona periapical. A extrusão de irrigante em pequenas quantidades pode ocorrer durante a instrumentação do canal radicular, independentemente do tipo de instrumentos e da técnica de preparação (H€ulsmann et al. 2009). [114]

Kleier et al. (2008) com uma polpa vital, a extrusão foi associada quer ao encravamento da agulha, à perfuração ou à sobre-instrumentação. O encravamento da agulha é um fator relacionado com a técnica e demonstrou aumentar a pressão do irrigante no forame apical quando são utilizadas agulhas de ponta aberta (Boutsioukis et al. 2010c), enquanto a sobre-instrumentação e a perfuração foram factores relacionados com a anatomia, levando a um aumento da área da secção transversal das vias que ligam o canal radicular aos tecidos circundantes, pelo que a resistência à extrusão do irrigante diminuiu.[114]

Em dentes não vitais com lesão periapical e óssea (perda óssea ou perda de tecido) poderia ter contribuído para o acidente, reduzindo a resistência do tecido periapical à extrusão, lesões periapicais de longa data também têm sido associadas a uma maior possibilidade de reabsorção apical externa da raiz (Vier & Figueiredo 2002), resultando num efeito semelhante à sobreinstrumentação. Assim, acidentes de extrusão podem ser mais prováveis em dentes com polpas não vitais e lesões periapicais.[114]

Para além da presença de uma lesão periapical, uma via de resistência tecidular reduzida em direção aos tecidos moles, cavidade oral ou seio maxilar (por exemplo, fenestração ou perfuração do osso cortical, trato sinusal, comunicação direta com o seio maxilar, perfuração do canal radicular acima da crista alveolar) pode ser um fator adicional que leva a acidentes de extrusão. Estes resultados foram atribuídos a uma possível diminuição da espessura óssea em torno dos ápices dentários, em vez de um desequilíbrio entre homens e mulheres ou de dentes mandibulares e maxilares a receber tratamento endodôntico (Kleier et al. 2008), pelo que também se pode esperar uma menor resistência à extrusão nestes casos.

Injeção de hipoclorito de sódio para além do forame apical [153]

Quando ocorre a extrusão do hipoclorito de sódio, a excelente capacidade de dissolução de tecidos do hipoclorito de sódio conduzirá à necrose dos tecidos.

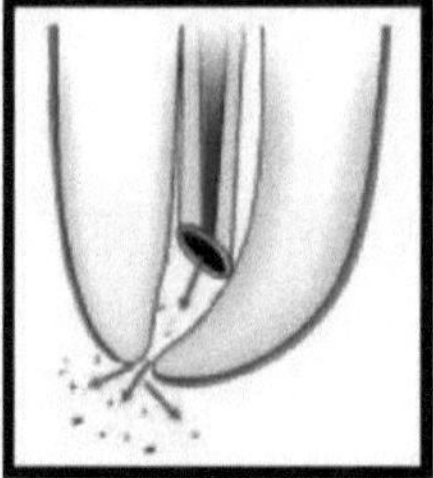

A sintomatologia e o tratamento após a injeção inadvertida de NaOCl nos tecidos periapicais são os seguintes

SINTOMAS

- Dor intensa imediata.
- Edema imediato dos tecidos moles adjacentes.
- Possível extensão do edema sobre a metade da face lesada, lábio superior e região infra-orbital.
- Hemorragia profusa do canal radicular.
- Hemorragia intersticial profusa com hemorragia da pele e equimose da mucosa.
- Sabor a cloro e irritação da garganta após injeção no seio maxilar.
- Possibilidade de infeção secundária.
- Possibilidade de anestesia ou parestesia reversíveis.

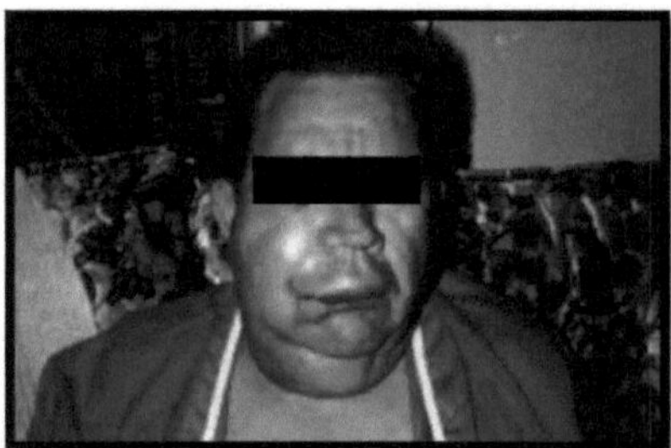

Figura 11.9 - Reação maciça a uma injeção de hipoclorito de sódio de força total a partir do forame apical

GESTÃO

Informação do doente sobre a causa e a gravidade da complicação.

Controlo da dor: anestesia local, analgésicos.

- Em casos graves: encaminhamento para o hospital.
- Compressas frias extra orais para reduzir o inchaço.
- Após 1 dia: compressas quentes e bochechos quentes frequentes para estimular a circulação sistémica local.
- Recolha diária para controlo da recuperação.
- Antibióticos: não obrigatórios; apenas em casos de risco elevado ou de evidência de infeção secundária.
- Anti-histamínico: não é obrigatório.
- Corticosteróides: controverso.
- Terapia endodôntica adicional com solução salina estéril ou clorexidina como irrigantes do canal radicular.

Injeção de peróxido de hidrogénio para além do ápex

Após a extrusão de peróxido de hidrogénio (10%) para além do forame apical, pode causar sintomas típicos de dor súbita e intensa, acompanhada por um rápido inchaço e eritema na região do dente tratado (Patterson e McLundie). O exame da tumefação pode revelar uma ligeira sensibilidade com crepitação. É provável que uma infeção prévia na área periapical forneça um caminho para o peróxido de hidrogénio através do osso bucal para os tecidos moles bucais e faciais. O gás oxigénio libertado pelo peróxido de hidrogénio é responsável pelo enfisema, que desaparece numa semana e o tratamento do canal radicular pode ser concluído depois disso. Para o alívio sintomático, são utilizados bochechos mornos com antibióticos adicionais.[153]

Enfisema aéreo

Quando o canal radicular é seco com ar comprimido, o ar que pode ser expelido através da constrição apical para os tecidos periapicais causa enfisema. Além disso, o ar introduzido nos tecidos periapicais durante a terapia invasiva do canal radicular tem o potencial de causar grandes danos. Shovelton analisou os relatos de enfisema aéreo e concluiu que a sua etiologia variava entre o ar pressurizado forçado para dentro do canal radicular e o enfisema de gás oxigénio causado pela irrigação do ápice com peróxido de hidrogénio. Os pacientes da sua revisão demonstraram sinais de enfisema na face, no pescoço e na região suborbital, sendo o principal sintoma um crepitar do inchaço. Se a bolsa de ar irrompe na região cervical, há uma voz que soa a estridente e o doente tem dificuldade em respirar. Se a bolsa de ar penetrar no mediastino, ouve-se um ruído de trituração à auscultação. Pode seguir-se a morte. Na maioria dos casos, o enfisema durante o tratamento do canal radicular não requer antibióticos ou qualquer outra terapia; o enfisema resolve-se após alguns dias .[153]

ACIDENTES RELACIONADOS COM A OBTURAÇÃO

- **Problema relacionado com antes, durante e após a obturação**

Existem vários tipos de contratempos relacionados com a obturação. Ocorrem principalmente em qualquer uma das três fases seguintes.

A. Problema durante a preparação do canal radicular para obturação.

B. Problema durante a obturação.

C. Problemas identificados após a obturação.

A. Problema durante a preparação do canal radicular para obturação

Causas[151]

1. Não assentar o cone de guta-percha principal até ao comprimento total de trabalho.
2. Não se consegue obter o tugback ou o ajuste correto.
3. Quebra do cone principal durante a colocação do ensaio.

Não assentar o cone de guta-percha principal até ao comprimento total de trabalho

É o problema comum na obturação do canal radicular durante a compactação lateral. A razão mais comum para a incapacidade de assentar totalmente o cone mestre é a moldagem incorrecta do canal radicular na transição do meio 3rd para o apical 3rd do canal, especialmente em raízes curvas. Quando um cone mestre se prende no canal radicular antes do comprimento total de trabalho, existem três causas:

- A forma do canal é incorrecta para o cone escolhido.
- É escolhido o cone errado.

- O canal está cheio de detritos.

Gestão[151]

- O tamanho e a forma do cone devem ser verificados e comparados com a lima apical principal.
- A recapitulação deve ser efectuada com a última lima k até ao ápice. Todas as limas devem ser curvadas de acordo com a forma do canal.
- O comprimento de trabalho deve ser verificado para confirmar que não há saliências, bloqueios ou criação de canais falsos.
- Deve ser utilizada a lima H do mesmo tamanho que a lima apical principal e as paredes do canal devem ser cuidadosamente raspadas num passo para trás circunferencial

  moda. Este passo pode permitir a moldagem selectiva em áreas específicas do canal.
- Deve ser utilizada uma irrigação abundante para melhorar a instrumentação e a remoção das lascas de dentina.
- Depois de restabelecer o comprimento com a lima e secar o canal com pontas de papel, recapitule mais uma vez para remover quaisquer fragmentos secos da matriz de dentina apical.

Não se consegue obter um ajuste confortável

Tugback foi definido como a resistência sentida quando um cone de gutapercha mestre é removido do canal.

Causas:

- Consistência incorrecta na conicidade dos cones de guta-percha a escolha de um cone principal demasiado pequeno.
- Canal preparado que não tem conicidade desde o ápice até ao orifício ou que tem um alargamento excessivo nestas dimensões.
- Preparação irregular do canal, como o fecho de correr.

Gestão[151]

- Pode ser escolhido um cone de tamanho grande, desde que atinja o comprimento desejado para a técnica de obturação que está a ser utilizada.
- Desenvolver uma dilatação adicional do canal com instrumentos maiores e cónicos.
- Cortar pequenos incrementos, ou seja, 0,5 a 1 mm do cone principal mais pequeno. É de notar que a utilização de uma tesoura vulgar pode resultar em flanges laterais no cone principal que também impedirão a penetração total no comprimento de trabalho. Se for este o caso, a laminagem a frio do cone numa placa de vidro com uma espátula remodelará o eixo do cone ou as secções podem ser removidas com uma lâmina de bisturi n.º 11 ou 15 ou utilizar um cortador GP.

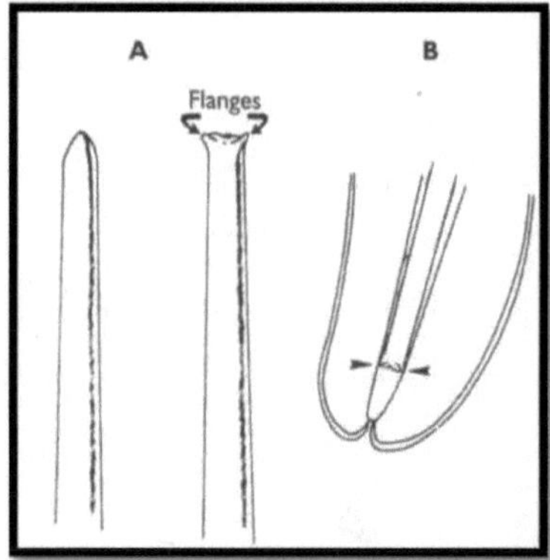

- Podem ser utilizadas várias técnicas para melhorar a adaptação do cone de guta-percha mestre à porção apical preparada do canal. Estas incluem a personalização da porção apical do cone com a técnica GP tratada quimicamente ou com calor. Estes métodos também podem ser utilizados para adaptar o cone principal a ápices irregularmente preparados, a ápices reabsorvidos e a ápices irregularmente desenvolvidos.

Quebra do cone principal durante a colocação da prova [151]

Se o cone de guta percha envelhecer e se tornar frágil, aumenta a probabilidade de se partir aquando da remoção do canal no qual foi bem encaixado. Isto é causado por uma transformação da guta percha numa forma mais altamente cristalina.

Prevenção

- Rotação constante do stock, mantendo a guta-percha em armazém congelado.

- Testando um cone numa embalagem raramente utilizada para determinar a sua frescura, o que se consegue facilmente puxando o cone entre o dedo indicador e o polegar de cada mão. Se o cone esticar, está fresco; se estalar, está quebradiço. E a guta-percha deve ser descartada ou rejuvenescida. Se o cone quebradiço se partir quando é introduzido no canal, são iniciados os procedimentos normais de retratamento da guta percha. O armazenamento adequado e a utilização projectada de materiais frescos evitam a quebra.

Não colocação do instrumento de compactação no assento apical preparado.

A obtenção de um assento apical com a técnica de compactação lateral ou vertical baseia-se na colocação de um expansor ou de um obturador numa posição no terço apical do canal, o que permite a compactação do segmento apical da guta-percha. A incapacidade de atingir este nível de penetração pode resultar de.

I. Falta de forma e conicidade adequadas do canal.
II. Utilização de um instrumento de compactação reto num canal curvo.

Quando se utiliza a compactação lateral, deve ser pré-encaixado no canal um expansor de formato adequado para garantir que penetra livremente na matriz apical sem entrar em contacto com as paredes da dentina.

Se os instrumentos de compactação não penetrarem livremente no canal até à profundidade desejada, devem ser seguidos os seguintes passos.

I. Avalie a forma e o fluxo do canal com a lima apical principal.
II. Utilize limas Hedstroem para dar ao canal uma melhor forma e fluxo.
III. Recapitular seguido de irrigação e secagem do canal para remover quaisquer detritos compactados.
IV. Se o instrumento ficar preso na porção média ou coronal do canal, aumente a abertura coronal com a utilização cuidadosa das brocas Gates Glidden ou do sistema de preparação sónica ou ultra-sónica.

V. Pré-curvar os instrumentos de compactação para se adaptarem à forma coronal do canal. Isto não é necessário quando se utilizam expansores de níquel-titânio.

Puxar o material de obturação para fora do canal com um instrumento de compactação.

Nas técnicas de compactação lateral, este problema pode ser causado por

i. Demasiada divergência da parede do canal e falta de um cone de guta-percha mestre bem ajustado.
ii. Demasiado selante.
iii. Não limpar o vedante pegajoso do distribuidor antes de o voltar a colocar.
iv. Um espalhador dobrado ou uma ponta em forma de gancho ou de serpentina no espalhador.
v. Humidade no canal que não seja proveniente do selante do canal radicular.
vi. Cone principal demasiado pequeno com o espalhador a penetrar para além do ápice do cone.
vii. Não afrouxar passivamente o afastador antes de o retirar do canal.
viii. Tentar rodar um espalhador curvo.

Prevenção:

1. Se as paredes do canal forem demasiado divergentes, pode ser necessário um cone personalizado adaptado aos 1 a 3 mm apicais por meio de um solvente ou calor.

ii. Recomenda-se sempre a utilização moderada de selante para proporcionar uma vedação entre a interface da guta-percha e a dentina.

iii. Introduzir sempre uma espátula limpa adjacente ao cone da gutapercha principal, certificando-se de que não existem flanges, ganchos ou dobras graves no instrumento.

iv. Ao remover um spreader de um canal durante a compactação, o instrumento deve ser rodado numa curva de 180° até ficar solto dentro do canal.

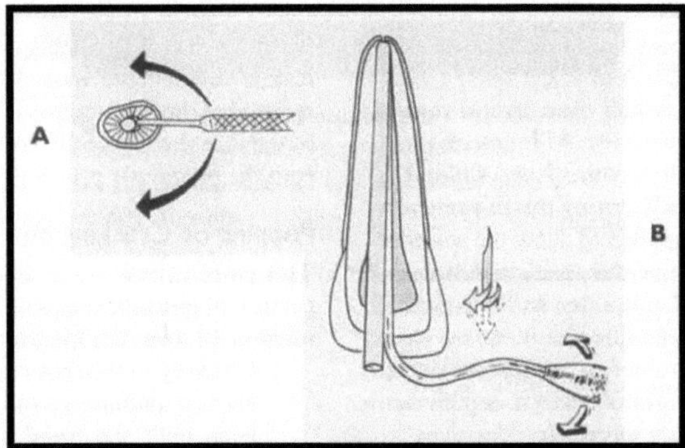

Figura 11.10- "Caminhar" passivamente para fora do canal, sem deslocar a guta-percha.

i. Se o canal for curvo e o afastador for curvo, a rotação terá de ser limitada a aproximadamente 90 graus de força de retração coronal gradual.

ii. A guta-percha também pode ser puxada do canal quando são utilizadas técnicas de compactação vertical, guta-percha termoplastificada ou de transporte do núcleo sem meio de separação no obturador. Isto pode ser evitado permitindo que o obturador permaneça na guta-percha aquecida até arrefecer.

Rachaduras ou estalos durante a compactação

Este problema pode ocorrer em qualquer altura durante a compactação da guta-percha com qualquer uma das técnicas.

Causas:

i. Causada por uma pressão de compactação excessiva.
ii. Contacto da parede da dentina radicular com o compactador metálico ou utilização de uma compactação demasiado grande em termos de diâmetro da secção transversal e conicidade.
iii. Fratura de septos, que podem estar localizados entre canais múltiplos estreitamente colocados, como a raiz mesiovestibular no primeiro molar superior ou a raiz distal do primeiro molar inferior. A fratura de um septo é, na maioria das vezes, imprevista e não apresenta um problema clínico.

Prevenção:

1. Evitar a preparação excessiva dos canais através da utilização excessiva de brocas Gates-Glidden ou alargadores peeso.
2. Evitar sempre a pré-instalação de instrumentos de compactação.
3. Utilizando compactadores de tamanho adequado à forma do canal. Utilizando instrumentos de compactação de aço inoxidável pré-curvados quando necessário ou utilizando instrumentos de compactação de Ni-Ti.[151]

B. Problemas identificados após a obturação.

Existem principalmente dois problemas que ocorrem após a obturação

1. Sobreextensão ou sobrepreenchimento dos canais e subpreenchimento ou subextensão do material obturador.
2. Complicações neurológicas.[20]

1. Preenchimento excessivo dos canais ou extensão excessiva do material de obturação

A obturação excessiva implica que um sistema de canais radiculares tenha sido preenchido em três dimensões e que um excesso de material de obturação saia para além dos limites do canal.

Causas:

I. Instrumentação excessiva para além da constrição apical.
II. Defeitos de reabsorção comunicantes imprevistos em qualquer parte do sistema de canais.
III. Defeitos incorporados no sistema de canais durante a limpeza e a moldagem, tais como fechos, perfurações, tiras, etc.
IV. Força de compactação excessiva.
V. Quantidades excessivas de selante.
VI. Utilização de um cone principal demasiado pequeno.
VII. Penetração excessiva do instrumento de compactação.

Prevenção:

I. Todos os instrumentos devem ser mantidos dentro do sistema de canais radiculares, coronalmente à junção dentina-cemento.

II. Uma avaliação radiográfica minuciosa na fase de planeamento do tratamento revelará normalmente entidades anatómicas ou patológicas anormais.

III. Para evitar o descolamento, limitar a utilização de instrumentos rotativos no sistema de canais radiculares, ou seja, em raízes curvas ou raízes muito finas numa dimensão mesiodistal.

IV. Utilizar uma força limitada e uma quantidade limitada de vedante durante a compactação.

V. Encaixe corretamente o cone de guta-percha principal, certificando-se de que preenche a maior parte do espaço do canal preparado.

Reconhecimento:

A obturação do canal radicular colocada incorretamente ocorre normalmente quando se examina uma radiografia pós-tratamento.

Prognóstico

Se se desenvolver uma lesão ou se os canais apicais apresentarem material necrótico ou infetado, o prognóstico diminui consideravelmente sem tratamento.

Correção:

O enchimento excessivamente estendido é muito difícil de remover através do canal. Será necessário remover o excesso cirurgicamente se os sintomas ou as lesões radiculares se desenvolverem ou aumentarem de tamanho.

As obturações excessivamente alargadas não requerem automaticamente a remoção cirúrgica se forem assintomáticas e não estiverem associadas a lesões. Se os sintomas persistirem num dente com uma obturação de guta-percha excessivamente alargada, a remoção cirúrgica do material em excesso é normalmente um procedimento relativamente pequeno.[151]

1. **Subpreenchimento dos canais ou extensão insuficiente do material de obturação**

Causas:

- As causas do enchimento insuficiente incluem uma barreira natural no canal, uma saliência criada durante a preparação.
- Queima insuficiente,
- Cone principal mal adaptado.

- Não inserção do cone acessório em todo o comprimento de trabalho da penetração do espalhador na técnica de compactação lateral.
- Pressão de condensação inadequada.

Reconhecimento

A qualidade e o comprimento da obturação são determinados radiograficamente.

Correção

É preferível a remoção e o retratamento da guta-percha insuficientemente preenchida. A tentativa de forçar a guta-percha apicalmente através de um aumento da pressão do expansor pode fraturar a raiz ou o instrumento e, desta forma, complicar ainda mais o tratamento, afectando assim o prognóstico.

COMPLICAÇÕES NEUROLÓGICAS

A terapia endodôntica pode causar parestesia. As extensões excessivas e/ou a instrumentação excessiva são os factores causais mais frequentemente encontrados na parestesia secundária à terapia endodôntica ortógrada.

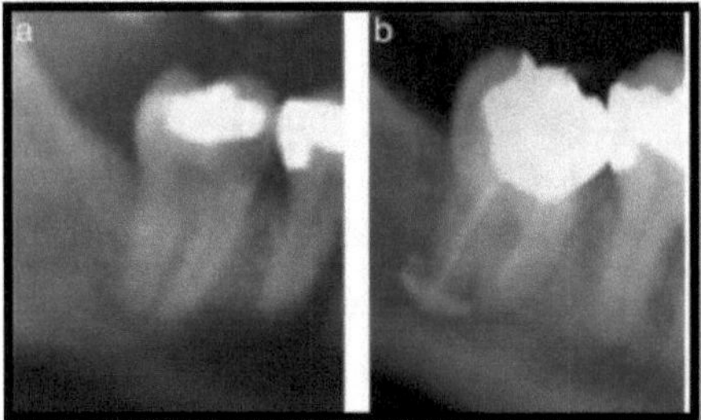

Figura 11.11- (A) Uma secção de uma radiografia panorâmica pré-operatória mostrando a relação do canal alveolar inferior com o segundo molar inferior direito; (B) filme periapical pós-operatório de preenchimento excessivo do canal alveolar inferior.

Ocorrem parestesias ou distesias nervosas na sequência de uma extensão excessiva dos materiais de obturação do canal radicular. A lesão do nervo pode ser transitória ou permanente e pode ser causada por instrumentação excessiva, extensão excessiva ou lesão do nervo alveolar inferior. A utilização de pastas contendo formaldeído demonstrou ter uma elevada incidência de toxicidade nervosa.[133]

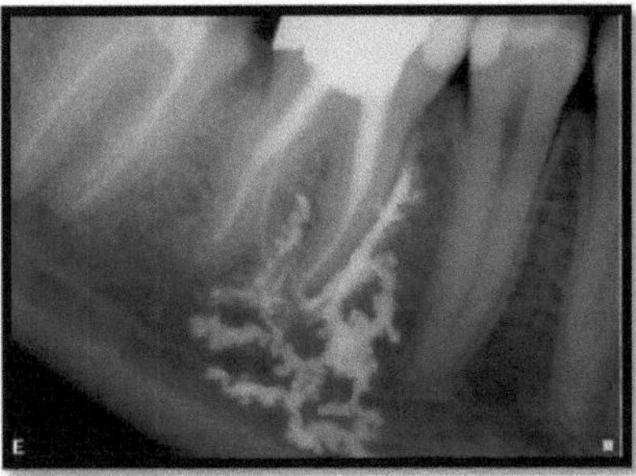

Figura 11.12 - Grande enchimento de selante de óxido de zinco-eugenol

Correção:

Utilização de corticosteróides sistémicos para encurtar o curso da doença, prevenir a fibrose secundária e diminuir a gravidade das sequelas.

Prevenção:

Deve-se ser criterioso na seleção dos casos. O paciente deve ser devidamente informado sobre o problema antes do tratamento. Tronstad avaliou o tampão apical de lascas de dentina em macacos e demonstrou que um tampão de obturações de dentina limpa poderia fornecer uma matriz apical que era bem tolerada pelos tecidos e forneceria uma barreira apical que permitiria que os canais fossem bem selados, mas protegidos contra o impacto dos materiais de obturação nos tecidos periodontais. Outros descobriram que um tampão dentinário serve como um meio eficaz de prevenir a extrusão quando se utilizam técnicas termoplastificadas ou para confinar soluções de irrigação.[39,133]

ACIDENTES RELACIONADOS COM A CIRURGIA

A terapia endodôntica cirúrgica é o tratamento de escolha quando os dentes respondem mal ao tratamento convencional ou quando não podem ser tratados adequadamente por meios não cirúrgicos. [151]

Os percalços do terço apical que ocorrem durante a cirurgia são

- Durante a ressecção apical e o ângulo do bisel.

- Durante a preparação e restauração da extremidade da raiz.

Ressecção apical e ângulo do bisel [39,26]

Uma vez que a cripta óssea esteja livre de tecido de granulação e a ponta da raiz esteja claramente identificada, 3 mm da ponta da raiz são ressecados perpendicularmente ao longo eixo da raiz. A lógica para uma ressecção perpendicular da extremidade da raiz baseia-se em vários parâmetros anatómicos. Em primeiro lugar, uma ressecção perpendicular a cerca de 3 mm do ápice anatómico tem maior probabilidade de incluir todas as ramificações apicais nessa região do dente. Em segundo lugar, à medida que o ângulo de ressecção aumenta, o número de túbulos dentinários que comunicam com a região perirradicular e o sistema de canais radiculares aumenta significativamente.

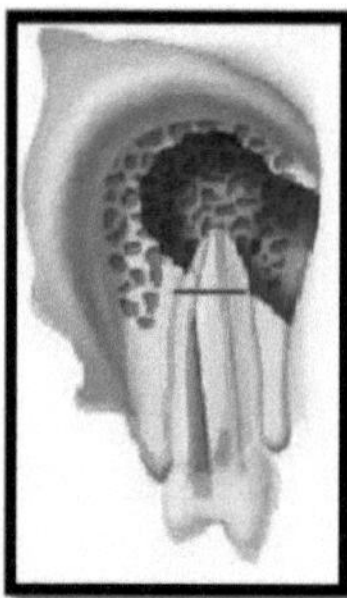

Figura 11.13 -
A ressecção perpendicular ou quase perpendicular da extremidade da raiz (linha vermelha) pode ser conseguida com a utilização de instrumentos microcirúrgicos, ampliação e iluminação melhoradas.

Problema: é sempre questionável a extensão da raiz que deve ser ressecada e o ângulo de bisel da ponta da raiz.

Solução/gestão:

1. A quantidade de ponta de raiz a ressecar depende da incidência de canais laterais e da ramificação apical na extremidade da raiz.
2. Quando 3mm do ápice da raiz é ressecado, os canais laterais são reduzidos em 93%.

Ângulo do bisel:

A razão para o ângulo de bisel da ponta da raiz permite ao operador:

1. Obter acesso visual e operacional à ressecção da ponta da raiz.
2. Colocar materiais de enchimento retro.
3. Inspecionar a área de operação.

A ressecção da raiz deve ser feita perpendicularmente ao longo eixo da raiz sempre que possível. A ressecção não efectuada a 90° em relação ao longo eixo resulta numa ressecção irregular ou incompleta do ápice. O aspeto vestibular é ressecado, mas a parte lingual é parcialmente ou não é ressecada de todo, deixando canais laterais com fugas.

A causa de algumas cirurgias falhadas é uma osteotomia grande juntamente com um ângulo de bisel agudo que leva a comunicações endodônticas e periodônticas.

Nalgumas situações, por exemplo, na raiz mesiolingual do primeiro molar inferior, pode não ser possível utilizar um bisel perpendicular. Nesses casos, o clínico deve utilizar um bisel de 10° .

Preparação e restauração da extremidade da raiz [39,26]

O objetivo de uma preparação da extremidade da raiz na cirurgia perpendicular é criar um espaço no qual uma obturação da extremidade da raiz possa ser colocada, a preparação da extremidade da raiz e a restauração são indicadas quando o selamento apical parece ser inadequado.

Inicialmente, utilizavam-se pequenas brocas redondas e cónicas invertidas com uma peça de mão contra-ângulo de baixa velocidade, mas atualmente utilizam-se peças de mão cirúrgicas em miniatura contra-ângulo de baixa velocidade ou de alta velocidade com uma cabeça contra-ângulo de tamanho pediátrico. Mas ocorrem vários problemas ou contratempos quando se utilizam brocas rotativas com qualquer uma das peças de mão. Estas oferecem alguma vantagem em termos de controlo e facilidade de utilização e permitem um menor biselamento apical da raiz e uma menor remoção em determinadas situações. O acesso à extremidade da raiz era difícil devido ao pequeno tamanho da osteotomia, havia um risco elevado de perfuração lingual ou proximal da raiz, só foi possível atingir uma profundidade mínima da preparação, foram expostos mais túbulos dentinários devido ao grande bisel da extremidade da raiz. Isto era necessário para visualizar e realizar a preparação e é difícil remover um istmo, se existisse um entre os canais radiculares numa única raiz. Recentemente, foram introduzidos instrumentos ultra-sónicos para a preparação retrógrada para ultrapassar este problema. Mas Von e Walker sugerem que são criadas microfracturas na parede da dentina quando se utilizam pontas ultra-sónicas para desenvolver a preparação da extremidade da raiz. Num estudo ex vivo com dentes extraídos, Abedi et al. verificaram uma incidência significativamente mais elevada de microfracturas nas extremidades radiculares preparadas com duas unidades ultra-sónicas do que nas preparadas com brocas.

Um material retrógrado é então inserido na cavidade preparada.

A amálgama (sem zinco) e o super EBA são normalmente utilizados. Guttapercha, cavit, IRM, compósito e MTA também têm sido utilizados.

Precauções:

1. Deve ser colocada uma obturação retrógrada de, pelo menos, 3 mm de material para um selamento apical estanque. Não deve ser deixado qualquer material em excesso na cavidade óssea.
2. Limpeza e desbridamento minuciosos do material de enchimento na cavidade óssea. Caso contrário, provocará um atraso na cicatrização.

DIVERSOS

1. Reacções de alerta

Um surto endodôntico é definido como uma exacerbação aguda de uma patose perirradicular após o início ou a continuação do tratamento não cirúrgico do canal radicular.[26]

Incidência

A incidência pode ser de 2% a 20% dos casos.[154,155] Uma meta-análise da literatura, utilizando critérios rigorosos, mostrou que a frequência de surtos é de 8,4%.[156] A exacerbação endodôntica parece ser mais prevalente no sexo feminino, com idade inferior a 20 anos, e pode ocorrer mais em incisivos laterais superiores; primeiros molares inferiores, quando há grandes lesões periapicais; e no retratamento de canais radiculares anteriores. A presença de dor pré-tratamento também pode ser um preditor de potenciais crises pós-tratamento.[157]

Causas

As crises endodônticas podem ocorrer devido a uma variedade de razões, incluindo a preparação para além do terminal apical, instrumentação excessiva, empurrando detritos dentinários e pulpares para a área periapical, remoção incompleta do tecido pulpar, sobreextensão do material de obturação do canal radicular, irritantes químicos (tais como irrigantes, medicamentos intracanais e selantes), hiper oclusão, fracturas radiculares e factores microbiológicos.

Gestão

- Embora muitos destes casos possam ser tratados farmacologicamente, os casos recalcitrantes podem exigir a reentrada no dente, o estabelecimento de drenagem através do dente ou por trefinação ou, no mínimo, o ajuste da oclusão.
- A utilização profiláctica de antibióticos para diminuir a incidência de crises tem sido alvo de alguma controvérsia. Enquanto que investigadores anteriores concluíram que a administração de antibióticos antes do tratamento de dentes necróticos diminuía a incidência de crises, um estudo mais recente concluiu que a utilização de antibióticos era menos eficaz do que os analgésicos na redução das emergências entre consultas.

CAPÍTULO 12

TRAUMATISMO DO TERÇO APICAL

As lesões traumáticas nos dentes resultam em danos a muitas estruturas dentárias e perirradiculares. Por conseguinte, a gestão e as consequências destas lesões são multifactoriais e o conhecimento dos padrões de cicatrização inter-relacionados destes tecidos é essencial.

Os tipos de lesões mais comuns no terço apical após um traumatismo são

- Ápice aberto
- Fracturas radiculares
- Lesões por Luxação e Avulsão
- Reabsorção

Ápice aberto

Se o segmento coronal perder permanentemente a vitalidade durante o desenvolvimento da raiz, o resultado é um dente permanente imaturo com ápice aberto.

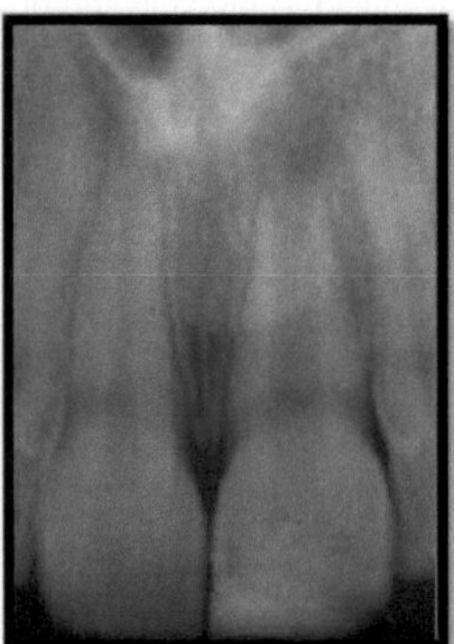

Figura 12.1 - Ápice aberto

O vértice aberto pode ser de dois tipos

1. **Blunderbuss** - indica paredes divergentes e alargadas do canal radicular, em que o ápice tem forma de funil e é tipicamente mais largo do que o aspeto coronal da coroa.
2. **Sem "blunderbuss"** - As paredes do canal radicular são paralelas ou ligeiramente convergentes.

Tratamento de escolha-

1. Apexificação.
2. Revascularização e regeneração da polpa.[26]

Apexificação

- **Indicações**

Este procedimento deve ser realizado em dentes com ápices abertos e paredes dentinárias finas, nos quais as técnicas de instrumentação padrão não conseguem criar uma paragem apical para facilitar a obturação eficaz do canal radicular.

- **Consequências biológicas**

Um dente imaturo não vital apresenta uma série de dificuldades para um tratamento endodôntico adequado. O canal é frequentemente mais largo apicalmente do que coronalmente, necessitando do uso de uma técnica de obturação com material de obturação amolecido para moldá-lo à forma da parte apical do canal. Uma vez que o ápice é extremamente largo, não existe qualquer barreira para impedir que este material amolecido se mova para dentro e traumatize os tecidos periodontais apicais. Além disso, a falta de um batente apical e a extrusão de material através do canal podem resultar num canal pouco preenchido e suscetível a fugas. Um problema adicional em dentes imaturos com paredes dentinárias finas é a sua suscetibilidade à fratura, tanto durante como após o tratamento.[158]

Estes problemas são ultrapassados estimulando a formação de uma barreira de tecido duro para permitir uma obturação óptima do canal e reforçando a raiz enfraquecida contra a fratura, tanto durante como após a apexificação.[26,159]

Técnica

- *Desinfeção do canal*

Na grande maioria dos casos, os dentes não vitais estão infectados, pelo que a primeira fase do tratamento consiste em desinfetar o sistema de canais radiculares para assegurar a cicatrização periapical. O comprimento do canal é estimado com uma radiografia paralela pré-operatória e, após a preparação do acesso aos canais, é colocada uma lima com esse comprimento estimado. Quando o comprimento tiver sido confirmado radiograficamente, é efectuada uma limagem muito ligeira (devido às paredes dentinárias finas) com irrigação abundante com NaOCl a 0,5%. Utiliza-se uma força menor de NaOCl devido ao maior perigo de colocar o agente através do ápice em dentes imaturos. O aumento do volume de irrigante utilizado compensa esta menor concentração de NaOCl. Uma agulha de irrigação que pode alcançar passivamente perto do comprimento apical é útil na desinfeção dos canais destes dentes imaturos. O canal é seco com pontas de papel e uma mistura cremosa de hidróxido de cálcio (espessura da pasta de dentes) é introduzida no canal com um instrumento em espiral Lentulo. A ação desinfetante adicional do hidróxido de cálcio é eficaz após a sua aplicação durante, pelo menos, uma semana, pelo que a continuação do tratamento pode ter lugar em qualquer altura após uma semana. A continuação do tratamento não deve ser adiada por mais de 1 mês, uma vez que o hidróxido de cálcio pode ser lavado pelos fluidos dos tecidos através do ápice aberto, deixando o canal suscetível de reinfeção. [26]

Barreira apical de tecido duro

- *Método tradicional*

A formação da barreira de tecido duro no ápice requer um ambiente semelhante ao necessário para a formação de tecido duro na terapia da polpa vital: um estímulo inflamatório leve para iniciar a cicatrização e um ambiente livre de bactérias para garantir que a inflamação não seja progressiva.

Tal como na terapia da polpa vital, é utilizado hidróxido de cálcio para este procedimento.[26,160] O pó de hidróxido de cálcio puro é misturado com solução salina estéril (ou solução anestésica) até obter uma consistência espessa (em pó). O hidróxido de cálcio é compactado contra o tecido mole apical com um plugger ou uma ponta grossa para iniciar a formação de tecido duro. Este passo é seguido de um preenchimento com hidróxido de cálcio para encher completamente o canal. Em intervalos de 3 meses, é exposta uma radiografia para avaliar se se formou uma barreira de tecido duro. Quando uma barreira de tecido duro é indicada radiograficamente e pode ser sondada com um instrumento, o canal está pronto para a obturação.

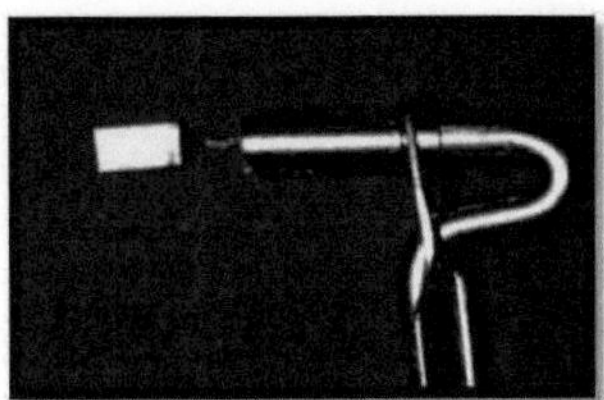

Figura 12.2- Mistura espessa de hidróxido de cálcio

- **Barreira MTA**

A criação de uma barreira fisiológica de tecido duro, embora bastante previsível, demora entre 3 a 18 meses com o hidróxido de cálcio.

As desvantagens deste longo período de tempo são que o doente tem de se apresentar para tratamento várias vezes e o dente pode fraturar durante o tratamento antes de as raízes finas e fracas poderem ser reforçadas. Além disso, um estudo indicou que o tratamento a longo prazo com hidróxido de cálcio pode enfraquecer as raízes e torná-las ainda mais susceptíveis à fratura.[161]

O MTA tem sido utilizado para criar uma barreira de tecido duro rapidamente após a desinfeção do canal, o sulfato de cálcio é empurrado através do ápice para fornecer uma barreira extrarradicular reabsorvível contra a qual o MTA é embalado. O MTA é misturado e colocado nos 3 a 4 mm apicais do canal de forma semelhante à colocação do hidróxido de cálcio. Deve ser colocada uma bola de algodão húmida contra o MTA e deixada durante pelo menos 6 horas. Depois de o MTA estar completamente endurecido, todo o canal é então preenchido com um material de obturação radicular.

SISTEMA MAP (Sistema de Colocação Micro-Apical) [26]

O Sistema MAP (Sistema de Colocação Micro-Apical), endo e retro-kits fornecem um método único e eficiente para a colocação de materiais de reparação de canais radiculares por obturação ortógrada ou retrógrada. As novas pontas NiTi Memory Shape podem ser moldadas manualmente para qualquer curvatura necessária. A agulha retoma a sua forma reta inicial após a esterilização em autoclave; por conseguinte, é possível obter uma obturação suficiente do canal radicular sem que o material se disperse na região periapical.

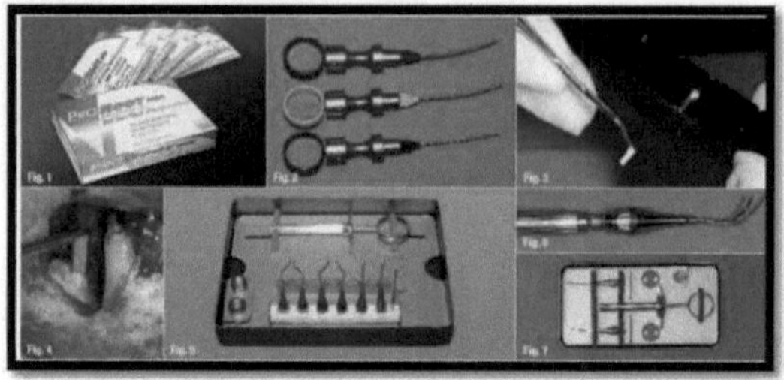

- Pode ser utilizado em -

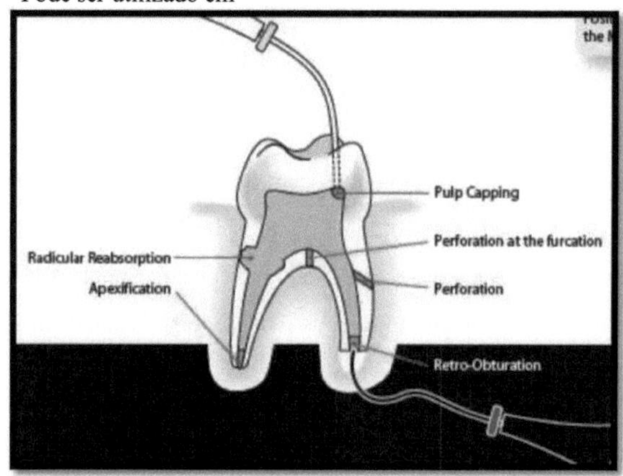

Apexificação numa só visita [162]

Os dentes com o ápice aberto têm frequentemente raízes mais finas e, por conseguinte, mais frágeis; o prolongamento do tratamento durante um longo período de tempo sem proporcionar uma restauração permanente aumenta as hipóteses de perder estes dentes devido a fratura. Assim, outro método da técnica de barreira/MTA é a Apexificação num só passo. É definida como a condensação não cirúrgica de um material biocompatível na extremidade apical do canal radicular (Morse et al. 1990). A apexificação numa visita é efectuada através da colocação de uma substância biologicamente aceitável na porção apical do canal radicular (têm sido utilizadas lascas dentinárias ou fosfato tricálcico), formando assim uma barreira apical. Segue-se a obturação do canal radicular com guta percha e selante.

- *Obturação do canal radicular*

Como o diâmetro apical é maior que o diâmetro coronal da maioria desses canais, uma técnica de obturação amolecida é indicada nesses dentes. Deve-se tomar cuidado para evitar força lateral excessiva durante a obturação, devido à

paredes finas da raiz. Se a barreira de tecido duro foi produzida por uma terapia prolongada com hidróxido de cálcio, ela consiste em camadas irregularmente dispostas de tecido mole coagulado, tecido calcificado e tecido semelhante ao cemento. Devido à natureza irregular da barreira, não é invulgar que o cimento ou o material de obturação amolecido seja empurrado através dela para os tecidos apicais durante a obturação A formação da barreira de tecido duro pode estar a alguma distância do ápice radiográfico. Isto porque ela se forma onde o hidróxido de cálcio entra em contacto com o tecido vital. Em dentes com ápices largos e abertos, o tecido vital pode sobreviver e proliferar a partir do ligamento periodontal alguns milímetros para dentro do canal radicular. A obturação deve ser completada até ao nível da barreira de tecido duro e não forçada em direção ao ápice radiográfico. Para a obturação, podem ser utilizadas técnicas personalizadas de rolo de guta percha/cone personalizado.[26]

- *Reforço de paredes dentárias finas*

O procedimento de apexificação tornou-se um procedimento previsivelmente bem-sucedido,[163] mas as paredes dentinárias finas ainda representam um problema clínico. Caso ocorram lesões secundárias, os dentes com paredes dentinárias finas são mais susceptíveis a fracturas que os tornam irremediáveis. Foi relatado que aproximadamente 30% desses dentes irão fraturar durante ou após o tratamento endodôntico. Consequentemente, alguns clínicos questionaram a conveniência do procedimento de apexificação e optaram por procedimentos de tratamento mais radicais, incluindo a extração seguida de procedimentos de restauração extensos, tais como implantes dentários. Estudos demonstraram que as restaurações intracoronárias coladas podem fortalecer internamente os dentes tratados endodonticamente e aumentar a sua resistência à fratura.[164] Assim, após a obturação radicular, o material deve ser removido até abaixo do nível ósseo marginal e deve ser colocada uma obturação de resina colada.

- Acompanhamento

Deve ser efectuada uma avaliação periódica de rotina para determinar o sucesso na prevenção ou no tratamento da periodontite apical. Depois disso, devem ser efectuados procedimentos de restauração.

- *Prognóstico*

A cicatrização periapical e a formação de uma barreira de tecido duro ocorrem previsivelmente com o tratamento prolongado com hidróxido de cálcio (79% a 96%).[165] No entanto, a sobrevivência a longo prazo é comprometida pelo potencial de fratura das finas paredes dentinárias destes dentes. Espera-se que as novas técnicas de reforço interno dos dentes descritas anteriormente aumentem a sua capacidade de sobrevivência a longo prazo.

p **Revascularização e regeneração da polpa**

Os dentes com uma relação coroa/raiz pobre e paredes dentinárias finas são mais susceptíveis à fratura por lesões secundárias e são também maus candidatos aos procedimentos de restauração. Por conseguinte, houve uma mudança de paradigma no protocolo de tratamento destes dentes, passando da apexificação para procedimentos regenerativos.

Fracturas radiculares apicais

A fratura da raiz implica a fratura do cemento, da dentina e da polpa. Estas lesões são relativamente infrequentes, ocorrendo em menos de 3% de todas as lesões dentárias.[166] Dentes imaturos com polpas vitais raramente sofrem fracturas horizontais da raiz. Quando uma raiz fratura horizontalmente, o segmento coronal é deslocado em um grau variável, mas geralmente o segmento apical não é deslocado. Como a circulação pulpar apical não é interrompida, a necrose pulpar no segmento apical é extremamente rara. A necrose pulpar permanente do segmento coronal, que requer tratamento endodôntico, ocorre em cerca de 25% dos casos.

- **Diagnóstico e apresentação clínica**

A apresentação clínica é semelhante à das lesões por luxação. A extensão da deslocação do segmento coronal é geralmente indicativa da localização da fratura e pode variar de nenhuma, simulando uma lesão por concussão (fratura apical), a grave, simulando uma luxação extrusiva (fratura cervical). O exame radiográfico das fracturas radiculares é extremamente importante. Uma vez que as fracturas radiculares são geralmente oblíquas (da face para o palato), uma radiografia periapical pode facilmente ignorar a sua presença. É imperativo tirar pelo menos três radiografias em ângulo (45, 90, 110 graus) para que, pelo menos numa angulação, o feixe de raios X passe diretamente através da linha de fratura para a tornar visível na radiografia.

- **Tratamento**

O tratamento de emergência envolve o reposicionamento dos segmentos o mais próximo possível. No caso de um deslocamento severo do segmento coronal, a sua extensão apical está frequentemente alojada (se não perfurando) no osso cortical da face do dente. Forçar a coroa facialmente não será possível e os dois segmentos não ficarão corretamente alinhados. A única maneira de conseguir uma reaproximação dos dois segmentos é soltar o segmento coronal do osso, puxando-o suavemente para baixo com a pressão dos dedos ou com uma pinça de extração e, depois de solto, rodá-lo de volta à sua posição original. O protocolo de imobilização tradicionalmente recomendado foi alterado de 2 a 4 meses com imobilização rígida para uma imobilização semi-rígida nos dentes adjacentes durante 2 a 4 semanas. Se tiver decorrido muito tempo entre a lesão e o tratamento, é provável que não seja possível reposicionar os segmentos perto da sua posição original, comprometendo o prognóstico a longo prazo do dente.[26]

- **Padrões de cura**

Os investigadores[169] descreveram quatro tipos de respostas às fracturas radiculares:

1. Cicatrização com tecido calcificado. Radiograficamente, a linha de fratura é discernível, mas os fragmentos estão em contacto próximo

2. Cicatrização com tecido conjuntivo interproximal. Radiograficamente, os fragmentos aparecem separados por uma linha radiolúcida estreita, e os bordos fracturados aparecem arredondados.

3. Cicatrização com osso interproximal e tecido conjuntivo. Radiograficamente, os fragmentos são separados por uma crista óssea distinta

4. Tecido inflamatório interproximal sem cicatrização. Radiograficamente, torna-se aparente um alargamento da linha de fratura e/ou o desenvolvimento de uma radiolucência correspondente à linha de fratura

Os três primeiros tipos de padrões de cicatrização são considerados bem-sucedidos. Os dentes são geralmente assintomáticos e respondem positivamente ao teste de sensibilidade. O amarelecimento coronal é possível porque a metamorfose calcificada do segmento coronal não é invulgar.

O quarto tipo de resposta de fratura radicular é típico quando o segmento coronal perde a sua vitalidade. Os produtos infecciosos na polpa coronal causam uma resposta inflamatória e radiolucências típicas na linha de fratura.[169]

- Tratamento das complicações

A necrose pulpar permanente ocorre em 25% das fracturas radiculares. Inicialmente, é provável que em muitos casos a polpa do segmento coronal se torne necrótica após a lesão, mas depois, devido a uma abertura apical muito grande no segmento coronal, a revascularização é possível se os segmentos forem bem aproximados. Na grande maioria dos casos, a necrose permanente ocorre no segmento coronal, permanecendo vital apenas o segmento apical. Portanto, o tratamento endodôntico está indicado no segmento coronal da raiz, a menos que se observe patologia periapical no segmento apical. Na maioria dos casos, o lúmen pulpar é largo na extensão apical do segmento coronal, pelo que está indicado um tratamento prolongado com hidróxido de cálcio ou um tampão apical de MTA. O segmento coronal é preenchido depois de se ter formado uma barreira de tecido duro apicalmente no segmento coronal e de ter ocorrido a cicatrização perirradicular.

Em casos raros, quando tanto a polpa coronal como a apical estão necrosadas, o tratamento é mais complicado. O tratamento endodôntico através da fratura é extremamente difícil. As manipulações endodônticas, os medicamentos e os materiais de obturação têm todos um efeito prejudicial na cicatrização do local da fratura. Se a cicatrização da fratura tiver sido completa e seguida de necrose do segmento apical, o prognóstico é muito melhor.

Em fracturas radiculares mais apicais, os segmentos apicais necróticos podem ser removidos cirurgicamente. Este é um tratamento viável se o segmento de raiz coronal remanescente for suficientemente longo para proporcionar um suporte periodontal adequado. A remoção do segmento apical em fracturas radiculares intermédias deixa o segmento coronal com uma ligação comprometida; têm sido utilizados implantes endodônticos para fornecer suporte adicional ao dente.[26]

Acompanhamento

Após a conclusão do período de imobilização, o acompanhamento é efectuado como em todas as lesões traumáticas dentárias: aos 3, 6 e 12 meses e, posteriormente, anualmente.

Prognóstico [26]

Os factores que influenciam a reparação incluem:

1. O grau de deslocação e a mobilidade do fragmento coronal são extremamente importantes para determinar o resultado. O aumento da deslocação e da mobilidade do fragmento coronal resulta num pior prognóstico.

2. Os dentes imaturos raramente estão envolvidos em fracturas radiculares, mas no caso improvável de estarem, o prognóstico é bom.

3. A qualidade do tratamento é vital para o sucesso da reparação. O prognóstico melhora com um tratamento rápido, redução apertada dos segmentos radiculares e imobilização semirrígida durante 2 a 4 semanas.

Lesões por luxação

As lesões por luxação e avulsão resultam frequentemente em necrose pulpar e danos na camada protetora cementária da raiz. A potencial complicação da infeção pulpar numa raiz que perdeu a sua camada protetora cementária torna estas lesões potencialmente catastróficas. É fundamental uma avaliação correta de emergência e de acompanhamento, que pode incluir um tratamento endodôntico atempado.

- Definições

Tipos de lesões por luxação:

1. A concussão implica ausência de deslocação, mobilidade normal e sensibilidade à percussão.

2. A subluxação implica sensibilidade à percussão, mobilidade aumentada e ausência de deslocação.

3. A luxação lateral implica uma deslocação labial, lingual, distal ou incisal.

4. A luxação extrusiva implica uma deslocação na direção coronal.

5. A luxação intrusiva implica uma deslocação na direção apical para o interior do alvéolo.

As definições 1 a 5 descrevem lesões de magnitude crescente em termos da intensidade da lesão e das sequelas subsequentes.

- **Incidência**

As lesões por luxação são, no seu conjunto, as mais comuns de todas as lesões dentárias, com incidências registadas que variam entre 30% e 44%.[170]

- **Tratamento**

Os dentes que estão em concussão ou subluxados não necessitam de qualquer tratamento imediato. As respostas aos testes de vitalidade devem ser investigadas e registadas. Mesmo após uma lesão ligeira, como uma subluxação, a polpa pode não responder aos testes de vitalidade durante várias semanas, se não meses.[171] Quando a polpa não reage inicialmente após o traumatismo, os doentes devem ser chamados a uma consulta de

Os dentes com luxação lateral e extrusiva devem ser reposicionados o mais rapidamente possível. Na luxação lateral, o ápice pode estar a perfurar a placa óssea facial, e o dente tem de ser primeiro puxado ligeira e suavemente para baixo para soltar a fixação antes de o reposicionar na sua posição original. As diretrizes actuais da IADT (Associação Internacional de Traumatologia Dentária) recomendam 2 semanas de imobilização fisiológica em casos de luxação por extrusão e 4 semanas em casos de luxação lateral. A decisão sobre o tratamento do canal radicular segue as diretrizes para a avulsão.[26]

Se o dente tem um ápice totalmente formado e foi diagnosticado que se moveu para dentro (se não através) da placa cortical (translocação apical), há uma boa probabilidade de a polpa estar desvitalizada, pelo que o tratamento endodôntico deve ser iniciado logo 2 semanas após a lesão. Se o ápice ainda não estiver totalmente formado, é altamente recomendável esperar por sinais de revascularização.

- **Consequências biológicas**

As lesões por luxação resultam em danos no aparelho de fixação (ligamento periodontal e camada cementária), cuja gravidade depende do tipo de lesão sofrida (menos concussão, mais intrusão). O suprimento neurovascular apical para a polpa também é afetado em graus variados, resultando em um dente alterado ou não vital. A cicatrização pode ser favorável ou desfavorável. A cicatrização favorável após uma lesão por luxação ocorre se o dano físico inicial à superfície da raiz e a resposta inflamatória resultante à superfície externa da raiz danificada forem novamente cobertos por cemento. Uma resposta desfavorável ocorre quando há uma ligação direta do osso à raiz, com a raiz a ser substituída por osso.

Existem duas respostas de reabsorção nas quais a polpa desempenha um papel essencial:

1. Na **reabsorção radicular inflamatória** externa, a polpa necrótica infetada fornece o estímulo para a inflamação periodontal no espaço do ligamento. Se o cemento tiver sido danificado, os estimuladores inflamatórios no espaço pulpar são capazes de se difundir através dos túbulos dentinários e estimular uma resposta inflamatória em grandes áreas do ligamento periodontal. Devido à falta de proteção do cemento, a inflamação periodontal incluirá a reabsorção radicular, bem como a reabsorção óssea esperada.

2. Na **reabsorção radicular inflamatória** interna, a polpa inflamada é o tecido envolvido na reabsorção da estrutura radicular. A patogénese da reabsorção radicular interna não é completamente compreendida. Neste caso, pensa-se que a polpa infetada necrótica coronal fornece um estímulo para uma inflamação pulpar nas partes mais apicais da polpa vital remanescente. Se a superfície interna da raiz perdeu a sua proteção pré-cementária durante uma lesão, a reabsorção radicular interna ocorrerá na área adjacente à polpa inflamada. Assim, tanto a polpa necrótica infetada como a polpa inflamada contribuem para este tipo de reabsorção radicular.[26]

Reabsorção radicular externa

1. Reabsorção causada por uma lesão (isolada) na superfície externa da raiz

Se uma lesão danificar a fixação, os subprodutos deste dano mecânico estimulam uma resposta inflamatória. A resposta de cicatrização depende da extensão do dano inicial.

- *Lesões localizadas: Cicatrização com cimento*

Quando a lesão é localizada (por exemplo, após uma concussão ou subluxação), ocorre um dano mecânico no cemento, resultando numa resposta inflamatória local e numa área localizada de reabsorção radicular. Se não houver mais nenhum estímulo inflamatório, a cicatrização periodontal e a reparação da superfície radicular ocorrerão dentro de 14 dias.[172] A reabsorção está localizada na área de dano mecânico e não é necessário tratamento, uma vez que não apresenta sintomas e nem mesmo é visualizada radiograficamente na maioria dos casos.

D *Lesão difusa: Cicatrização por substituição óssea*

Quando a lesão traumática é grave (por exemplo, luxação intrusiva ou avulsão com tempo seco prolongado), envolvendo danos difusos em mais de 20% da superfície radicular, pode ocorrer uma fixação anormal após a cicatrização.[173] A reação inicial, como sempre, é a inflamação, em resposta aos danos mecânicos graves na superfície da raiz. Após a reação inflamatória inicial, resulta uma área difusa da superfície radicular desprovida de cemento. As células na vizinhança da raiz desnudada competem agora para a repovoar. Muitas vezes, as células precursoras do osso, em vez das células do ligamento periodontal, que se movem mais lentamente, deslocam-se da parede do alvéolo e povoam a raiz danificada. O osso entra em contacto com a raiz sem um aparelho de fixação intermediário. Este fenómeno é designado por anquilose dentoalveolar.[173] No entanto, a anquilose e a substituição óssea que se segue não podem ser revertidas e podem ser consideradas um processo fisiológico, uma vez que o osso é reabsorvido e reformado ao longo da vida. Assim, a raiz é reabsorvida por osteoclastos.

- *Tratamento*

Um estudo indicou que se o Ledermix, um fármaco que combina corticosteroide e tetraciclina, for colocado no canal radicular imediatamente após um traumatismo grave em que se esperava uma substituição óssea, ocorrerá uma cicatrização favorável a uma taxa muito elevada. Num estudo mais recente, demonstrou-se que a triamcinolona (a porção corticosteroide da pasta Ledermix) era tão eficaz como o Ledermix na inibição da reabsorção radicular externa. Ambos os estudos foram efectuados em cães jovens e precisam de ser replicados em estudos humanos.[26]

2. Reabsorção causada por uma lesão na superfície externa da raiz e estímulo inflamatório no canal radicular

Os estímulos inflamatórios reconhecidos que causam a reabsorção radicular são a pressão, a infeção do espaço pulpar e a infeção sulcular.

c **Consequências da lesão do suprimento neurovascular apical** *Obliteração do canal pulpar (calcificação)*

A obliteração do canal pulpar é comum após lesões por luxação - a frequência da obliteração do canal pulpar parece ser inversamente proporcional à necrose pulpar. O mecanismo exato da obliteração do canal pulpar é desconhecido. Tem sido teorizado que o controlo simpático/parassimpático do fluxo sanguíneo para os odontoblastos é alterado, resultando numa dentina reparadora descontrolada.[174,175] Outra teoria é que a hemorragia e a formação de coágulos sanguíneos na polpa após a lesão é um nidus para a calcificação subsequente se a polpa permanecer vital.[174,175] A obliteração do canal pulpar geralmente pode ser diagnosticada dentro do primeiro ano após a lesão e foi considerada mais frequente em dentes com ápices abertos (>0,7 mm radiograficamente), em dentes com lesões extrusivas e de luxação lateral e em dentes que foram rigidamente esplintados.[176]

Necrose da polpa

Os factores mais importantes para o desenvolvimento da necrose pulpar são o tipo de lesão (menos concussão, mais intrusão) e o estádio de desenvolvimento da raiz (ápice maduro > ápice imaturo). A necrose pulpar conduzirá muito provavelmente à infeção do sistema de canais radiculares, com consequências problemáticas.

Infeção do espaço pulpar

A infeção do espaço pulpar em conjunto com danos na superfície externa da raiz resulta na reabsorção perirradicular da raiz e do osso e continuará no seu estado ativo enquanto o estímulo pulpar (infeção) permanecer. Quando a raiz perde a sua proteção cementária, pode ocorrer periodontite lateral com reabsorção radicular.

Para que haja infeção do espaço pulpar, a polpa deve primeiro tornar-se necrótica. A necrose ocorre após uma lesão bastante grave em que a deslocação do dente resulta no corte dos vasos sanguíneos apicais. Nos dentes maduros, a regeneração da polpa não pode ocorrer e, normalmente, ao fim de 3 semanas, a polpa necrótica fica infetada.

As toxinas bacterianas podem passar através dos túbulos dentinários e estimular uma resposta inflamatória no ligamento periodontal. O resultado é a reabsorção da raiz e do osso. O infiltrado periodontal consiste em tecido de granulação com linfócitos, células plasmáticas e leucócitos polimorfonucleares. Células gigantes multinucleadas reabsorvem a superfície radicular desnudada, e isso continua até que o estímulo (bactérias do espaço pulpar) seja removido. Radiograficamente, a reabsorção é observada como áreas radiolúcidas progressivas da raiz e do osso adjacente.[26]

- **Tratamento**
- *Eliminar a infeção do espaço pulpar.*

Quando o tratamento do canal radicular é iniciado mais de 10 dias após o acidente, ou se for observada uma reabsorção inflamatória externa ativa, o protocolo antibacteriano preferido consiste no controlo microbiano seguido de um penso de longa duração com hidróxido de cálcio densamente compactado. O hidróxido de cálcio pode afetar um pH alcalino nos túbulos dentinários circundantes, matar as bactérias e neutralizar a endotoxina, um potente estimulador inflamatório. A primeira consulta consiste na fase de controlo microbiano com limpeza e modelação do canal e na colocação de uma mistura cremosa de hidróxido de cálcio utilizando uma espiral Lentulo. O paciente é visto dentro de aproximadamente 1 mês, altura em que o canal é preenchido com uma mistura densa de hidróxido de cálcio. Uma vez preenchido, o canal deve parecer radiograficamente calcificado, uma vez que a radio-densidade do hidróxido de cálcio no canal é normalmente semelhante à da dentina circundante. Em cada visita, o dente é testado para detetar sintomas de periodontite. Para além da paragem do processo de reabsorção, é avaliada a lavagem do hidróxido de cálcio. Uma vez que a superfície da raiz é tão densa em rádio que torna difícil a avaliação da cicatrização, é avaliada a cicatrização do osso adjacente. Se o osso adjacente tiver cicatrizado, presume-se que o processo de reabsorção também parou na raiz; então o canal pode ser obturado com o material de obturação radicular permanente.[178]

Dente Avulsionado

A cicatrização favorável após uma lesão por avulsão requer uma intervenção de emergência rápida seguida de avaliação e possível tratamento em momentos decisivos durante a fase de cicatrização. A urgência da visita de emergência e a natureza multidisciplinar das avaliações de acompanhamento exigem que tanto o público leigo como os clínicos de muitas disciplinas dentárias estejam informados sobre as estratégias de tratamento envolvidas.

- **Consequências da avulsão dentária**

A avulsão dentária resulta em danos na inserção e necrose pulpar. O dente é "separado" do alvéolo devido principalmente ao rompimento do ligamento periodontal, que deixa células viáveis do ligamento periodontal na maior parte da superfície da raiz. Além disso, ocorre um dano cementário pequeno e localizado devido ao esmagamento do dente contra o alvéolo.

Se o ligamento periodontal deixado ligado à superfície da raiz não secar, as consequências da avulsão dentária são geralmente mínimas.[26] As células hidratadas do ligamento periodontal manterão a sua viabilidade e reparação após o reimplante, com uma inflamação destrutiva mínima como subproduto. Uma vez que as áreas de lesão por esmagamento são localizadas, a inflamação estimulada pelos tecidos danificados será correspondentemente limitada e é provável que ocorra uma cicatrização favorável com um novo cemento de substituição após o desaparecimento da inflamação inicial.

Se ocorrer uma secagem excessiva antes da reimplantação, as células do ligamento periodontal danificadas provocarão uma resposta inflamatória grave numa área difusa da superfície da raiz. Ao contrário da situação descrita anteriormente, em que a área a ser reparada após a resposta inflamatória inicial é pequena, aqui é afetada uma grande área da superfície radicular que tem de ser reparada por tecido novo. Os cementoblastos, que se movem mais lentamente, não conseguem cobrir toda a superfície radicular a tempo, e é provável que, em certas áreas, o osso se fixe diretamente na superfície radicular. Com o tempo, através do recontorno ósseo fisiológico, toda a raiz será substituída por osso. Como já foi referido, este fenómeno é designado por substituição óssea ou reabsorção de substituição.

A necrose pulpar ocorre sempre após uma lesão por avulsão. Embora uma polpa necrosada em si não tenha consequências, o tecido necrosado é extremamente suscetível à contaminação bacteriana. Se a revascularização não ocorrer ou se não for efectuada uma terapia endodôntica eficaz, o espaço pulpar ficará inevitavelmente infetado. A combinação de bactérias no canal radicular e danos no cemento na superfície externa da raiz resulta numa reabsorção inflamatória externa que pode ser muito grave e levar à perda rápida do dente.

As consequências após a avulsão dentária parecem estar diretamente relacionadas com a gravidade e a área de superfície da inflamação na superfície radicular e com a superfície radicular danificada resultante que tem de ser reparada. As estratégias de tratamento devem ser sempre consideradas no contexto da limitação da extensão da inflamação perirradicular, fazendo com que a balança penda mais para respostas favoráveis (cimentação) do que desfavoráveis (substituição óssea ou reabsorção inflamatória).[26]

CAPÍTULO 13

REVASCULARIZAÇÃO E REGENERAÇÃO DA POLPA

Os procedimentos endodônticos regenerativos são procedimentos de base biológica que lidam com a regeneração de tecido semelhante à polpa, mais idealisticamente o complexo polpa-dentina, dentina coronal danificada, como a que se segue a uma exposição cariosa ou trauma; e regeneração de raiz reabsorvida, dentina cervical ou apical. A mecânica por trás do procedimento endodôntico de revitalização é que, apesar de o dente estar necrosado, algum tecido pulpar pode sobreviver apicalmente e, em condições favoráveis, proliferar para ajudar no processo de regeneração.

O procedimento regenerativo em dentes imaturos foi introduzido no campo da endodontia por Ostby em 1961 e mais tarde reintroduzido em 1966 por Rule e Winter. Este procedimento conduz à apexogénese e maturogénese em dentes permanentes imaturos necróticos. As paredes dentinárias espessadas e convergentes contribuem para o prognóstico a longo prazo do dente, aumentando a sua resistência à fratura, pelo que, no presente caso, foi utilizada esta nova técnica. A regeneração de uma polpa necrótica foi considerada possível apenas após a avulsão de um dente permanente imaturo que foi reimplantado em 40 minutos.

- Atualmente, existem dois conceitos na endodontia regenerativa para tratar dentes infectados não vitais.

1) Procura ativa da regeneração da polpa dentária para implantar ou regenerar a polpa (tecnologia de engenharia de tecidos).
2) Espera-se que se forme um novo tecido vivo, a partir do tecido presente nos próprios dentes, permitindo a continuação do desenvolvimento da raiz (revascularização).[180]

Hargreaves et al., em 2008, referiram que os procedimentos endodônticos regenerativos são possíveis através da aplicação dos princípios da engenharia de tecidos, que requer a orientação espacial das células estaminais, das moléculas de sinalização e do suporte.

' As tecnologias potenciais para a endodontia regenerativa são[181]

1) Revascularização do canal radicular através da coagulação sanguínea
2) Terapia pós-natal com células estaminais
3) Implantação de andaimes
    a. Plasma rico em plaquetas
    b. Fibrina rica em plaquetas

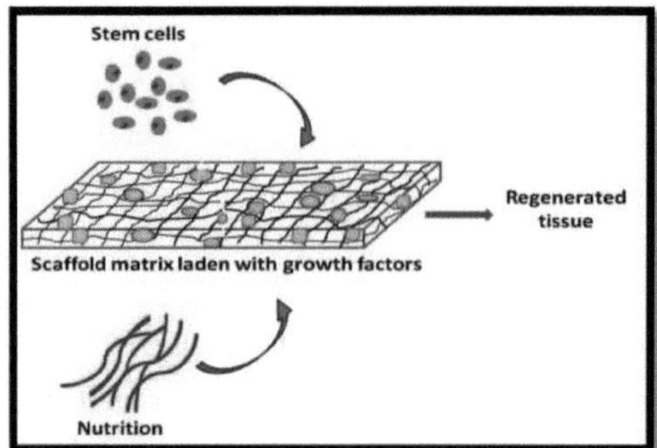

Revascularização do canal radicular através da coagulação sanguínea [180]

- Este é o método convencional de revitalização que é tecnicamente simples e pode ser completado usando instrumentos e medicamentos atualmente disponíveis sem biotecnologia dispendiosa. O procedimento foi efectuado através da indução de hemorragia no canal pulpar por irritação mecânica dos tecidos periapicais.
- Em dentes necróticos com ápices abertos, alguma quantidade de tecido pulpar juntamente com a bainha epitelial radicular de Hertwig pode sobreviver apicalmente e

  estes tecidos podem proliferar assim que as condições inflamatórias são revertidas e o canal fica totalmente desinfectado. O coágulo de sangue criado actua como uma matriz para o crescimento de novos tecidos no canal pulpar. No entanto, este procedimento causa desconforto para o paciente ao irritar mecanicamente os tecidos periapicais.

- Geralmente, a engenharia de tecidos não se baseia na formação de coágulos sanguíneos, porque a concentração e a composição das células presas no coágulo de fibrina são imprevisíveis. Alguns aspectos desta abordagem podem ser úteis: os coágulos de fibrina derivados do plasma estão a ser utilizados para o desenvolvimento de estruturas de suporte em muitos estudos.

Terapia com células estaminais [182]

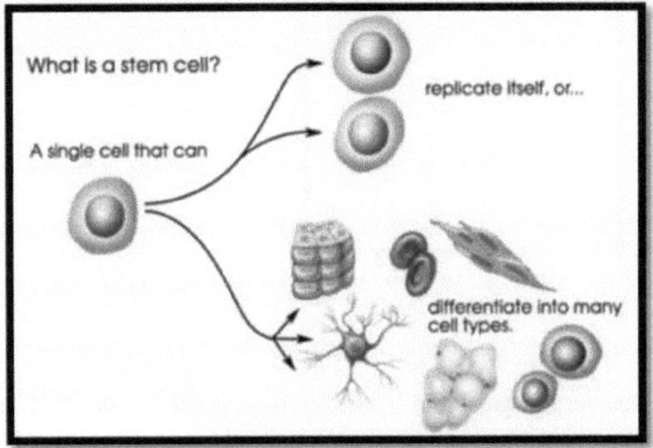

O mecanismo do desenvolvimento contínuo da raiz pode dever-se às células estaminais multipotentes da polpa dentária, que estão presentes nos dentes permanentes. E podem estar presentes em abundância nos dentes imaturos. Estas células da extremidade apical podem ser semeadas nas paredes dentinárias existentes e podem diferenciar-se em odontoblastos e depositar dentina terciária ou atubular. As células estaminais do ligamento periodontal podem crescer para a extremidade apical e para o interior do canal radicular e depositar-se tanto na extremidade apical como nas paredes laterais da raiz. As células estaminais da papila apical e da medula óssea têm uma grande capacidade de proliferação.

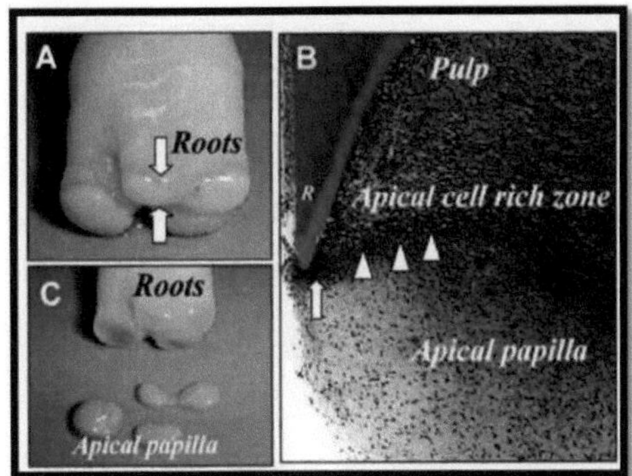

Andaime

O espaço vazio no canal não favorece a proliferação e diferenciação das células estaminais. É necessário um suporte adequado para proporcionar uma posição espacialmente correta das células estaminais com factores de crescimento.

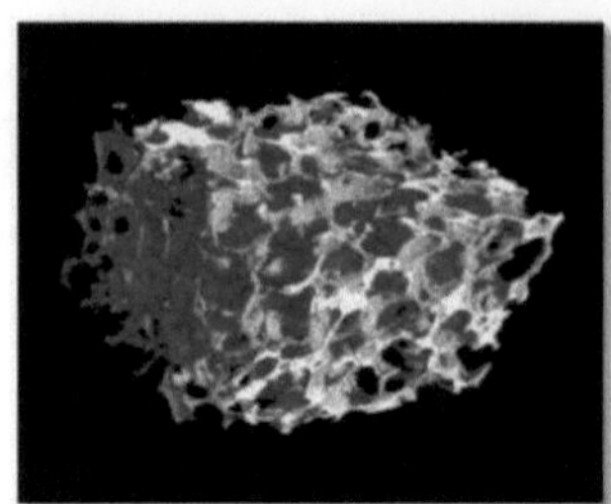 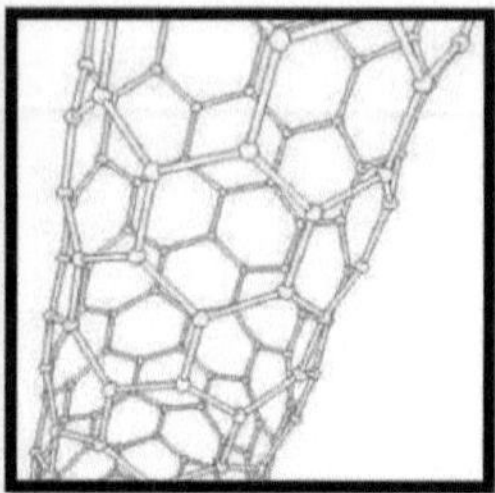

- Nas últimas duas décadas, uma maior compreensão dos papéis fisiológicos das plaquetas na cicatrização de feridas e após lesões tecidulares levou à ideia de utilizar as plaquetas como ferramentas terapêuticas. O Plasma Rico em Plaquetas (PRP) consiste num volume limitado de plasma enriquecido com plaquetas, que é obtido do doente.

- A utilização do PRP como um suporte potencialmente ideal para a terapia endodôntica regenerativa. No entanto, a utilização de trombina bovina para a ativação do Plasma Rico em Plaquetas (PRP) tem sido uma questão controversa que levou ao desenvolvimento do concentrado de plaquetas de segunda geração, conhecido como Fibrina Rica em Plaquetas de Choukroun (PRF), que é totalmente autólogo por natureza.
- O PRF foi desenvolvido em França por Choukroun et al. em 2001. As suas principais vantagens incluem a facilidade de preparação e a ausência de manipulação bioquímica do sangue, o que torna esta preparação estritamente autóloga. É muito simples e pouco dispendioso. O PRF contém plaquetas, citocinas e libertação lenta e sustentada de factores de crescimento como o PDGF e o TGF 0 durante, pelo menos, uma semana e até 28 dias, o que pode aumentar o potencial de cicatrização dos tecidos moles e duros.

Plasma rico em plaquetas

- As plaquetas são um dos componentes mais importantes do sangue. São necessárias para a coagulação do sangue. Existem cerca de 1,40,000 a 4,00,000 plaquetas /mm^3 de sangue circulante, e normalmente têm uma semi-vida de cerca de 4 dias.

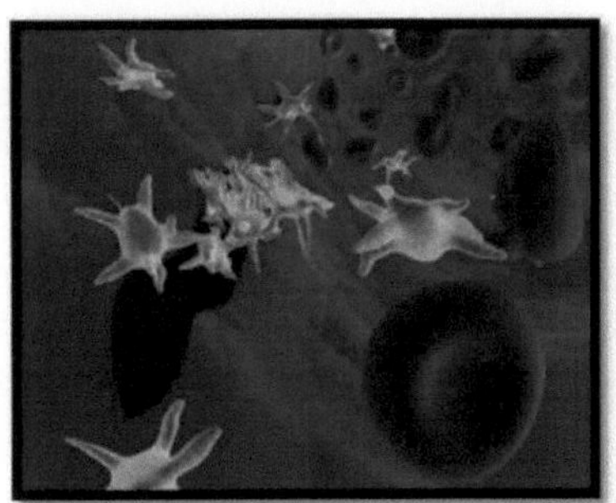

- O PRP contém não só um elevado nível de plaquetas, mas também o complemento total dos factores de coagulação. Funciona através da desgranulação dos grânulos a- das plaquetas, que contêm os factores de crescimento sintetizados e pré-embalados, como o fator de crescimento derivado das plaquetas (PDGF) e o fator de crescimento transformador-beta (TGF-0).
- O PRP pode ser ativado por trombina bovina ou por sulfato de cálcio.
- o processo de preparação do PRP é moroso e difícil em comparação com o PRF.[180]

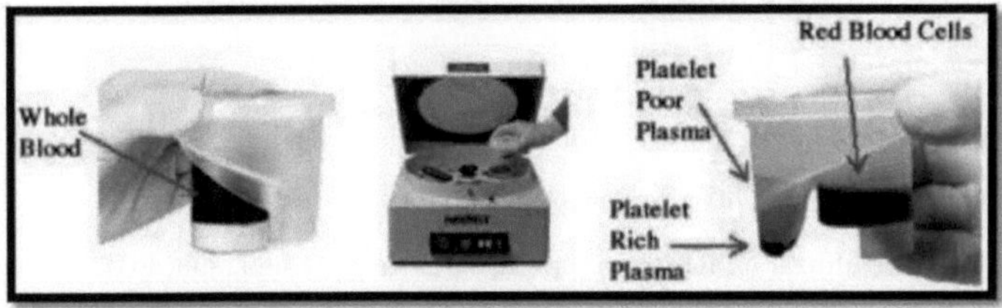

Papel do PRP na regeneração

- As plaquetas, que só estão no local do enxerto durante menos de cinco dias, permitem que o corpo inicie eficazmente uma reação em cascata utilizando factores de crescimento. Pode considerar-se que o PRP "inicia" a cascata de eventos regenerativos que conduzem à formação de um local de enxerto maduro.
- O PRP fornece uma matriz adequada para a adesão das células estaminais da polpa e é um reservatório de factores de crescimento sequestrados, que promovem a diferenciação das células estaminais da polpa dentária (DPSCs) em odontoblastos.

FIBRINA RICA EM PLASMA [183]

- O PRF é um concentrado de plaquetas de segunda geração amplamente utilizado para acelerar a cicatrização de tecidos moles e duros.

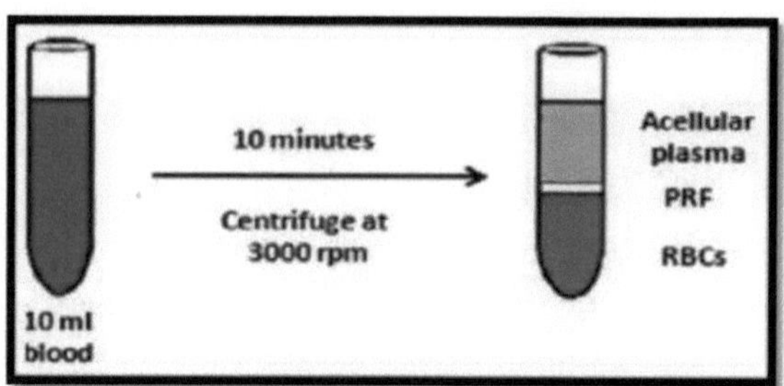

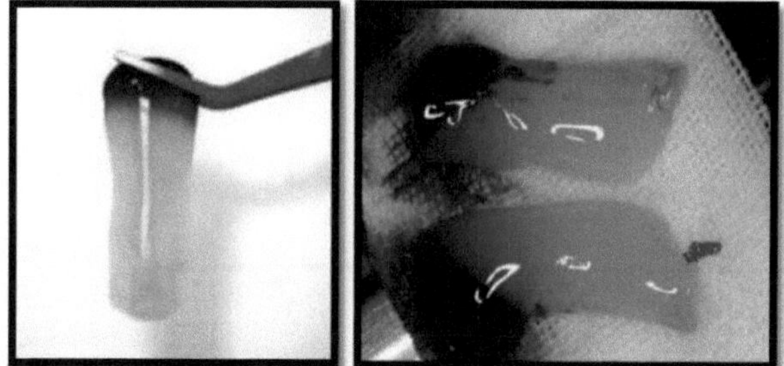

- O PRF é uma matriz de fibrina estritamente autóloga que contém uma grande quantidade de citocinas plaquetárias e leucocitárias.
- A vantagem de utilizar o PRF como suporte é o facto de ter uma junção de ramos de fibrina tri-molecular ou equilátera, o que torna a sua arquitetura flexível e pode suportar o enredamento de citocinas e a migração celular.
- Diretamente sobre o coágulo de PRF, o MTA pode ser embalado e condensado para obter um selamento coronal apertado, uma vez que é hidrofílico e necessita de humidade para assentar, o que é uma propriedade favorável quando existe a possibilidade de contaminação por humidade no contexto clínico e também o MTA, por si só, fornece moléculas de sinalização para o crescimento das células estaminais.

Vantagens do PRF em relação ao PRP

- O PRF demonstrou ter várias vantagens em relação ao plasma rico em plaquetas tradicionalmente preparado. As suas principais vantagens incluem a facilidade de preparação e a ausência de manipulação bioquímica do sangue, o que torna esta preparação estritamente autóloga.

- Estudos demonstraram que o PRF tem uma libertação lenta e sustentada muito significativa de muitos factores de crescimento essenciais, como o PDGF e o TGF 0, durante pelo menos uma semana e até 28 dias, o que significa que o PRF pode libertar factores de crescimento com o seu próprio suporte biológico para o processo de cicatrização de feridas.
- Ao contrário do PRP, o PRF da técnica de Choukroun não se dissolve rapidamente após a aplicação; em vez disso, a forte matriz de fibrina é lentamente remodelada de forma semelhante a um coágulo sanguíneo natural.
- O PRF é económico e apresenta uma migração e proliferação celulares mais eficientes.
- No PRP, a quantidade disponível é muito reduzida devido ao tratamento autólogo e rápido do sangue necessário após a recolha.[180]

PROTOCOLO DE REVASCULARIZAÇÃO [184]:

1. O dente traumatizado deve ser não vital e não ser adequado para tratamento de apexogénese, apexificação, pulpotomia parcial ou obturação do canal radicular.
2. O dente deve ser permanente e muito imaturo, com um ápice bem aberto e uma polpa exposta. O dente deve ter paredes finas que beneficiarão de um desenvolvimento contínuo da raiz, para que possa tornar-se mais forte e menos propenso a falhas numa fase posterior da vida.
3. O paciente deve ter entre 7 e 16 anos de idade, estar em boas condições de saúde e ter pais dispostos a levá-lo a várias consultas. Deve ser informado de que o tratamento de regeneração endodôntica é experimental e que ainda não foram criadas diretrizes padronizadas.
4. A pasta antibiótica pode ser utilizada como um desinfetante adicional ao NaOCl, mas o doente deve ser avisado do potencial de descoloração.
5. Deve ser utilizado um anestésico sem vasoconstritor quando se tenta induzir a revascularização (hemorragia) no canal radicular.
6. Deve ser colocado um revestimento fino de MTA branco ou hidróxido de cálcio por cima do coágulo sanguíneo.

7. Um selante endodôntico não é bio compatível com a regeneração e não pode ser utilizado.
8. O dente deve ser restaurado com um ionómero de vidro modificado com resina para evitar a microinfiltração, com uma restauração de cobertura de resina composta ou com a substituição total da coroa, dependendo da gravidade dos danos na coroa.

Sistema de entrega

Mesmo com a seleção da fonte de células, dos factores de crescimento e do suporte adequados, a mistura resultante tem de ser distribuída de forma espacialmente apropriada no espaço do sistema de canais radiculares. Por exemplo, quase todas as células do corpo estão a uma distância de 0,1 a 1 mm de um vaso sanguíneo, de modo a manter uma difusão adequada de oxigénio e nutrientes. Se se injectassem células ao longo de toda a extensão corono-apical de um sistema de canais radiculares, seria de esperar que a grande maioria das células sucumbisse à hipóxia tecidular. Uma abordagem alternativa seria injetar uma mistura de células/estrutura/fator de crescimento no 1 mm apical do sistema de canais radiculares e depois "preencher" o sistema de canais radiculares com uma combinação de estrutura/força de crescimento. Uma vez que a polpa dentária pode ser aproximada como um núcleo de tecido conjuntivo frouxo rodeado por uma camada de odontoblastos, a disposição espacial das células e dos factores de crescimento no interior do suporte pode ser particularmente importante para promover a odontogénese sem que haja uma calcificação completa do sistema de canais radiculares. As questões requerem um esforço de investigação adicional.[185,186]

Limitações da revascularização

Algumas limitações da revascularização são: os resultados clínicos a longo prazo ainda não estão disponíveis. É possível que todo o canal fique calcificado, aumentando potencialmente a dificuldade num futuro procedimento endodôntico, se necessário. No caso de o pino e o núcleo serem o plano de tratamento restaurador final, a revascularização não é a opção de tratamento correta porque o tecido vital nos dois terços apicais do canal não pode ser violado para a colocação do pino. [26]

CAPÍTULO 14

RESUMO

Apesar dos avanços no tratamento do canal radicular, a morfologia do terço apical nunca mudará. Para manter a morfologia do terço apical, precisamos de preservar a constrição apical. Manter a constrição apical na sua posição e tamanho originais, utilizando meios mais recentes e avançados, tem grande valor para a prevenção de eventos iatrogénicos, facilitando a excelência na irrigação, instrumentação, obturação e proporcionando o melhor resultado clínico possível.

A criação de excelência endodôntica, especialmente na era das técnicas de níquel-titânio, exige um cumprimento rigoroso do comprimento do preparo, um conhecimento profundo da dinâmica de corte e a consciência da forma/desenho que está a ser criada. Os cones variáveis nos sistemas de instrumentos que estão a chegar ao mercado conferem uma maior resistência à deslocação no terço apical.

A irrigação tem um papel fundamental no sucesso do tratamento endodôntico. Embora o hipoclorito de sódio seja a solução de irrigação mais importante, nenhuma solução isolada pode satisfazer a procura, pelo que devem ser seguidas várias combinações de irrigantes para diferentes situações para obter um resultado ótimo.

É importante compreender detalhadamente o modo de ação das várias soluções. Os novos desenvolvimentos em dispositivos mecânicos conduzirão a uma irrigação mais segura e mais eficaz.

O processo de limpeza e moldagem determina tanto o grau de desinfeção como a capacidade de obturar o espaço radicular. A obturação é, portanto, um reflexo da limpeza e da moldagem. Independentemente do material e do método utilizado para obturar um canal radicular, este é avaliado com base no comprimento, na conicidade, na densidade, no nível de remoção da guta-percha e no selamento corono-apical.

Rotineiramente, na prática dentária, o tratamento endodôntico não cirúrgico é uma opção de tratamento altamente previsível na maioria dos casos, mas a cirurgia pode ser indicada para dentes com patologia perirradicular persistente que não responde a abordagens não cirúrgicas. No entanto, deve ser dada maior ênfase às modalidades de tratamento regenerativo, como a utilização de materiais biomiméticos.

ju Penso que podemos avaliar a força de uma ação, uma espécie de estabilidade e um sentido de propósito talvez criados por uma forte fundação de raiz".

- George W.

CAPÍTULO 15

BIBLIOGRAFIA

1) Kakehashi S, Stanley HR, Fitzgerald RJ. Os efeitos de exposições cirúrgicas de polpas dentárias em ratos de laboratório germfree e convencionais. Cirurgia Oral, Medicina Oral, Patologia Oral :20; 340-349.1965

2) Bergenholtz G. Mecanismos patogénicos na doença pulpar. J Endod: 16; 98-101:1990.

3) Young GR, Parashos P, Messer HH. Os princípios das técnicas de limpeza dos canais radiculares. Aust Dent J 2007;52(1):52-63.

4) Sabala CL, Biggs JT. Um conceito de preparo endodôntico padrão pré-determinado. Compendium.1991;12:656-660.

5) Dovgan JS. Incorporar instrumentos de níquel-titânio na sua clínica. Dent Today. 1998;17:86-93.

6) West JD, Roane JB. Limpeza e modelação do sistema de canais radiculares. Pathways of the Pulp (Vias de acesso da polpa). 7ª ed., St. St. Louis, Mo: Mosby; 1998

7) Grove CJ. O valor da junção dentinocemental na cirurgia do canal pulpar. J Dent Res 1931;11:466-8.

8) Simon J. O ápice: qual é a sua importância? Gen Dent 1994;42:330-4.

9) Ricucci D, Langeland K. Limite apical da instrumentação e obturação do canal radicular, parte 2. Um estudo histológico. Int Endod J 1998;31:394-409.

10) Ricucci D. Limite apical da instrumentação e obturação do canal radicular, parte 1. Revisão da literatura. Int Endod J 1998;31:384 -93.

11) Mizutani T, Ohno N, Nakamura H. Estudo anatómico do ápice radicular nos dentes anteriores superiores. J Endod 1992;18:344 -7.

12) Dummer PMH, McGinn JH, Rees DG. A posição e a topografia da constrição do canal apical e do forame apical. Int Endod J 1984;17:192- 8.

13) Weine FS, Pasiewicz RA, Rice RT: Configuração do canal do segundo molar inferior utilizando um método in vitro clinicamente orientado. J Endodon 1988; 14(5):207.

14) Goel NK,Gill KS, Taneja JR; Estudo da configuração do canal radicular no primeiro molar inferior. J Indian Soc Pedod Prev Dent 8:12, 1991.

15) Seltzer S: Endodontologia, considerações biológicas nos procedimentos endodônticos. 2nd Edition.

16) Orban's Oral Histology and Embryology, 10th Ed, CBS publishers, 1990.

17) Yeung YH, Syngeuk K, Phil M: A superfície radicular ressecada. Dent Clin N Amer. 41; 529-40: 1977.

18) Grossman L: Endodontic practice. 10th Ed, Lea and Febiger, Philodelphia 1981.

19) Burrow M, Takakura H, Nakajima M, Tagami J, e Takatsu: A influência da idade e da profundidade da dentina na colagem. Dent. Mater 10: 241246, julho de 1994.

20) Ingle J, Bakland L: Endodontics 5th Edition, Elsevier 2004.

21) Grossman LI, Oliet S, e Del Rio CE: Endodontic Practice, 11th Edition. Fea e Febiger, 1991

22) Marroquin BB, Sayed AA: Morfologia do forame fisiológico. Primeiros molares superiores e inferiores. J Endod 30(5), maio de 2004.

23) Min-Kai Wu, Wesselink Paul: Localização do terminal apical dos procedimentos de tratamento do canal radicular.

24) Harty FJ: Endodontics in clinical practice, 3rd Edition, Wright, 1994.

25) Scarfe WC, Fana CR, Farman AG: Deteção radiográfica de canais acessórios / laterais. Utilização de RVG e Hypaque. J Endod, 21(4), abril de 1995.

26) Cohen S. Pathways of the pulp: 10th Edition: Elsevier. 2011.

27) Slowey RR: Anatomia do canal radicular, roteiro para uma endodontia bem sucedida. Dent. Clin N. Amer. 23: 555; 1997.

28) Weine FS: Endodontic therapy, 5th , Edition. Harcourt Brace and Company, 1996.

29) Yoshioka T, Villegas J: Avaliação radiográfica da multiplicidade de canais radiculares no primeiro pré-molar inferior. J Endod 30(2), Fev 2004.

30) Vertucci F: Anatomia do canal radicular dos dentes permanentes humanos. Oral Surg. 58: 589-99, 1985.

31) Gulabivala K, Aung TH, Ng YL: Morfologia da raiz e do canal dos molares mandibulares birmaneses. Int. Endod J 34; 359-370, 2001.

32) Sert S, Bayirli G: Avaliação das configurações dos canais radiculares dos dentes permanentes mandibulares e maxilares por género na população turca J.Endod, 30(6), junho de 2004.

33) Debo Nagy C, Szabo J: Uma classificação matematicamente baseada das curvaturas dos canais radiculares em dentes humanos naturais. J. Endod. Vol 21(11), Nov. 1995.

34) Velvart P, Hecker H, Tillinger G: Deteção da lesão apical e do canal mandibular na radiografia convencional e na tomografia computorizada. Oral Surg Oral Med Oral Pathol Oral Radiol Endod 92:682, 2001.

35) Trope M. Reabsorção radicular devido a traumatismo dentário. Tópicos de Endodontia 2002: 1; 79-100.

36) Andersson L, Friskopp J, Blomlof L. Talas de fibra de vidro para dentes traumatizados. ASDC J Dent Child 1983: 3: 21.

37) Andreasen JO. O efeito do período extra-alveolar e do meio de armazenamento na cicatrização periodontal e pulpar após o reimplante de incisivos permanentes maduros em macacos. Int *J Oral Surg* 1981: 10: 43-51.

38) Tronstad L. Reabsorção radicular - etiologia, terminologia e manifestações clínicas. *Endodent Traumatol* 1988: 4: 241-249.

39) Ingle J, Bakland L: Endodontics 6th Edition, Elsevier 2008: 929

40) Forsberg J. Reprodução radiográfica do "comprimento de trabalho" endodôntico comparando as técnicas de paralelismo e de ângulo de bissecção. Oral Surg 1987;64:353.

41) Olson AK, Goerig AC, Cavataio RE, Luciano I. A capacidade da radiografia para determinar a localização do forame apical. Int. Endod J 1991;24:28.

42) Von der Lehr WN, Marsh RA. Um estudo radiográfico do ponto de egresso endodôntico. Oral Surg Oral Med Oral Pathol Oral Radiol Endod 1973;35:705.

43) Vande Voorde H, Bjomdahl A. Estimar o "comprimento de trabalho" endodôntico com radiografias paralelas. Oral Surg 1969;27:106

44) Cox VS, Brown CE Jr, Bricker SL, Newton CWo Interpretação radiográfica do comprimento do me endodôntico. Oral Surg Oral Med Oral Pathol Oral Radiol Endod 1991;72:310.

45) Nair MK, Nair UP. Digital and advanced imaging in Endodontics: a review. J Endod 2007;33:1.

46) Friedlander LT, Love RM, Chandler NP. A comparison of phosphor-plate digital images with conventional radiographs for the perceived clarity of fine endodontic files and apical les ions. Oral Surg Oral Med Oral Path Oral Radiol Endod 2002:93:321.

47) Borg E, Grondahl HG. Medições endodônticas em radiografias digitais adquiridas por um sistema de fósforo de armazenamento fotoestimulável. Endod Dent TraumatoI1996;12:20.

48) Cederberg RA, Tidwell E, Fre<leriksen NL, Benson BW. Avaliação do comprimento de trabalho endodôntico. Comparação de imagens digitais de fósforo de armazenamento e filme radiográfico. Oral Surg Oral Med Ora! Pathol Oral Radial Endod 1998:85:325.

49) Leddy BJ, Miles DA, Newton CW, Brown CE Jr. Interpretação do comprimento das limas endodônticas utilizando a radiovisiografia. J Endod 1994;20:542.

50) Sanderink GC, Huiskens R, van der Steh PF, et a!. Qualidade de imagem dos sensores de raios X intra-orais digitais diretos na avaliação do comprimento do canal radicular. Os sistemas Radiovisiography, VisualixlVlXA, Sens-A-Ray e Flash Dent comparados com as películas de velocidade Ekta. Oral Surg Oral Med Oral Palhol Oral Radial Endod 1994;78: 125.

51) Woolhiser GA, Brand lW, Hoell MM, et a! Precisão de imagens baseadas em filme, digitais e digitais melhoradas para a determinação do comprimento endodôntico. Oral Surg Oral Med Oral Path Oral Radiol Endod 2005;99:499.

52) Radel RT, Goodell GG, McClanahan SB, Cohen ME. Determinação radiográfica in vitro das distâncias entre as limas de comprimento de trabalho e as extremidades das raízes, comparando o filme Kodak RVG 6000, Schick CDR e Kodak insight. J Endod 2006;32:566.

53) Seidberg BH, Alibrandi BV, Fine H, Logue B. Investigação clínica da medição dos comprimentos de trabalho dos canais radiculares com um dispositivo eletrónico e com o sentido tátil digital. I Am Dent Assoc 1975:90:379

54) Stabholz A, Rotstein I, Torabinejad M. Effect of preflaring on tactile detection of the apical constriction. J Endod 1995;21 :92.

55) ElAyouti A, Dima E, Lost L. Um método tátil para a determinação do comprimento do canal em dentes com ápices abertos. I. Endod. J; 42: 1090-1095, 2009.

56) Langeland K. A base histopatológica no tratamento endodôntico. Dent Clin North Am 1967;Nov:491.

57) Walton RE. Conceitos actuais de preparação do canal. Dent Clin North Am 1992;36:309.

58) Davis W. Pulpectomia versus extirpação da polpa. Dental Items of Interest 1922;44:81-100.

59) Shabahang S, Goon WWY, Gluskin AH. Uma avaliação in vivo do localizador apical eletrónico Root ZX. J Endodon 1996;22:616-8.

60) Fouad AF, Krell KY. Uma comparação in vitro de cinco instrumentos de medição do comprimento do canal radicular. J Endod 1989;15:573-7.

61) Jenkins lA, Walker WA> 1ll> Schindler WG> Flores CM. Uma avaliação in vitro da precisão do ZX radicular na presença de vários irrigantes. j Endod 2001 ;27:209-1 1.

62) Weiger R, John C> Geigle H, Lost C. Uma comparação in vitro de dois localizadores apicais modernos. J Endod 1999;25:765-8.

63) Ibarrola IL, Chapman BL, Howard 11'1, et at Efeito da pré-flaqueação nos localizadores apicais Root ZX. J Endod 1999;25:625-6.

64) Davis RD, Marshall jG, Baumgartner Ie. Efeito do alargamento coronal precoce na alteração do comprimento de trabalho em canais curvos utilizando instrumentos

rotativos de níquel-titânio versus instrumentos de aço inoxidável. I Endod 2002;28:438-42.

65) Esposito JV: Violação apical em casos de 'Área' periapical. Dent Clin N Am 34(1); Jan 1990.

66) Haga CS. Medições microscópicas de preparações de canais radiculares após instrumentação. J Br Endod Soc 1968;2:41.

67) Gutierrez JH, Garcia J. Investigação microscópica e macroscópica dos resultados da preparação mecânica dos canais radiculares. Oral Surg 1968;25:108-16.

68) Walton RE. Avaliação histológica de diferentes métodos de ampliação do espaço do canal pulpar. J Endodon 1976;2:304-11.

69) Tan BT, Messer HH. A qualidade da preparação do canal apical utilizando instrumentos manuais e rotativos com critérios específicos de alargamento baseados no tamanho inicial da lima. J Endodon 2002; 28(9):658-64.

70) Mauger MJ, Schindler WG, Walker WA. Uma avaliação da morfologia do canal em diferentes níveis de ressecção radicular em incisivos mandibulares. J Endodon 1998;24(10):607-9.

71) Wu MK, Barkis D, Roris A, Wesselink PR. Prevalência e extensão de canais ovais longos no terço apical. Oral Surg 2(.)0(.);89(6):739-43.

72) Liu DT, Jou YT. Uma técnica para estimar a constrição apical com limas K e instrumentos rotativos NT Lightspeed. J Endodon 1999;25(4):306.

73) Levin JA, Liu DT, Jou YT. A precisão de duas técnicas clínicas para determinar o tamanho do forame apical. J Endodon 1999;25(4):294.

74) Wu MK, Barkis D, Roris A, Wesselink PR. Será que a primeira lima a ligar-se corresponde ao diâmetro do canal na região apical? Int Endodon J 2002;35(3):264-6.

75) Barbizam JVB, Fariniuk LF, Marchesan MA, Pecora JD, Sousa- Neto MD. Eficácia das técnicas de instrumentação manual e rotatória na limpeza de canais radiculares achatados. J Endodon 2002;28(5):365-6.

76) Wu MK, Wesselink PR. Uma observação primária sobre a preparação e obturação de canais ovais. Int Endodon J 2001;34:137-41.

77) Carter JM, Sorenson SE, Johnson RL, Teitelbaum RL, Levine MS. Punch shear testing of extracted vital and endodontically treated teeth. J Biomech 1983;16:841-8.

78) Kolenbrander P E, Robert J. Palmer Oral multispecies biofilm development and the

key role of cell-cell distance ; microbiology ; 2010: 8: 471-481.

79) Kimkutsch V- cárie dentária: uma doença do biofilme; prática dentária; 2006 :185-187.

80) Takahashi N. Ecossistema microbiano na cavidade oral: Diversidade metabólica num nicho ecológico e sua relação com doenças orais; International Congress Series 1284; 2005: 103-112.

81) Jeremy S. Webb. Diferenciação e dispersão em biofilme.

82) Prakash B., Veeregowda B.M. Krishnappa G. Biofilmes: Uma estratégia de sobrevivência das bactérias; Ciência atual; 2003: 85 :9 :1299-1037.

83) Hegde V. Entrococcusfecalis; significado clínico e consideração do tratamento; Endodontologia; 47-53.

84) Lewis K. Persister cells and the riddle of biofilm survival ; Biochemistry ; 2005:70:2:267-274.

85) Hulsmann, M, Peters O, Dummer P. Mechanical preparation of root canals: shaping goals, techniques and means: Endodontic Topics 2005, 10, 30-76.

86) Grossman's Endodontic Practice; 12th edition. Walters Kulwer (Índia).

87) Young GR, Parashos P, Messer HH. Os princípios das técnicas de limpeza dos canais radiculares. Aust Dent J 2007;52(1):52-63.

88) Glassman G. Considerações sobre segurança e eficácia da irrigação endodôntica. Disponível em http://www. ineedce.com/courses/ 2002/PDF/1101cei endo web2.pdf

89) Refai A. Avanços recentes na técnica de instrumentação. Disponível em http://arefai.edublogs.org/files/2009/01/recent-advances-in-instrumentação-técnicas. pdf.

90) Mcspadden J, Glassman G, Serota K. O sistema de instrumentação Quantec Rotary Niti. In: Endodontia. Castellucci A. editores. Endodontia.5th edition.

91) Ruiz-Hubard EE, Gutmann JL, Wagner MJ. Uma avaliação quantitativa dos detritos do canal forçados periapicamente durante a instrumentação do canal radicular utilizando duas técnicas diferentes. J Endod 1987: 13: 554558.

92) Luiten DJ, Morgan LA, Baumgartner JC, Marshall JG. Uma comparação de quatro técnicas de instrumentação no transporte do canal apical. J Endod 1995: 21: 26-32.

93) Kandaswamy D, Venkateshbabu N, Parkodi I, Gali P. Capacidade de centralização de canais: Um desafio endodôntico. J Conserv Dent. 2009 Jan- Mar; 12(1): 3-9.

94) Miglani RL, Narayanan L, Rao CV. Análise por TC do rácio de transporte e centragem utilizando três limas rotativas de Ni-Ti em canais radiculares curvosUm estudo in vitro. Endodontologia. 2008:18-24.

95) Bystrom A, Sundqvist G: Avaliação bacteriológica da eficácia da instrumentação mecânica do canal radicular na terapia endodôntica. Scand J Dent Res 89:321, 1981.

96) Cymerman JJ, Jerome LA, Moodnik RM: Um estudo de microscópio eletrónico de varrimento que compara a eficácia da instrumentação manual com a instrumentação ultra-sónica do canal radicular. J Endod 9:327, 1983.

97) Tasman F, Cehreli ZC, Ogan C, Etikan I: Surface tension of root canal irrigants. J Endod 26:586, 2000.

98) Haapasalo M, 0rstavik D: Infeção e desinfeção in vitro dos túbulos dentinários. J Dent Res 66:1375, 1987.

99) Peters LB, Wesselink PR, Moorer WR: O destino e o papel das bactérias deixadas nos túbulos dentinários radiculares. Int Endod J 28:95, 1995.

100) 0rstavik D, Haapasalo M: Desinfeção por irrigantes endodônticos e pensos de túbulos dentinários experimentalmente infectados. Endod Dent Traumatol 6:142, 1990.

101) Waltimo T, 0rstavik D, Siren E, Haapasalo M: Suscetibilidade in vitro da Candida albicans a quatro desinfectantes e suas combinações. Int Endod J 32:421, 1999.

102) Haapasalo M, Shen Ya, Qian W, Gao Y: Irrigação em Endodontia. Dent Clin N Am 54 (2010) 291-312.

103) Portenier I, Waltimo T, 0rstavik D, et al. A suscetibilidade de células de Enterococcus faecalis em fase de fome, em fase estacionária e em crescimento a medicamentos endodônticos. J Endod 2005;31:380-6.

104) Bystro'm A, Sundqvist G. Avaliação bacteriológica do efeito de Hipoclorito de sódio a 0,5 por cento na terapia endodôntica. Oral Surg Oral Med Oral Pathol 1983;55:307-12.

105) Gottardi W. Iodo e compostos de iodo. In: Block SS, editor. Disinfection, sterilization, and preservation (Desinfeção, esterilização e conservação). 4ª edição. Philadelphia: Lea & Febiger; 1991.p. 152-66.

106) Molander A, Reit C, Dahlen G. O efeito antimicrobiano do hidróxido de cálcio

em canais radiculares pré-tratados com iodeto de potássio a 5%. Endod Dent Traumatol 1999;15:205-9.

107) Zehnder M, Schmidlin P, Sener B, et al. Chelation in root canal therapy reconsidered. J Endod 2005;31:817-20.

108) Basrani BR, Manek S, Sodhi RN, et al. Interação entre hipoclorito de sódio e gluconato de clorexidina. J Endod 2007;33:966-9.

109) Basrani BR, Manek S, Fillery E. Utilizar a diazotização para caraterizar o efeito do calor ou do hipoclorito de sódio na clorexidina a 2,0%. J Endod 2009;35:1296-9.

110) Steinberg D, Heling I, Daniel I, et al. Efeito sinérgico antibacteriano da clorexidina e do peróxido de hidrogénio contra Streptococcus sobrinus, Streptococcus faecalis e Staphylococcus aureus.J Oral Rehabil 1999;26:151-6.

111) Drake DR, Wiemann AH: Retenção bacteriana nas paredes do canal in vitro: efeito da camada de esfregaço. J Endod 20:78, 1994.

112) Baumgartner JC, Mader CL: Uma avaliação ao microscópio eletrónico de varrimento de quatro regimes de irrigação de canais radiculares. J Endod 13:147, 1987.

113) Paqu_e F, Laib A, Gautschi H, et al. Análise da acumulação de detritos de tecido duro através de tomografias computorizadas de alta resolução. J Endod 2009;35:1044-7.

114) Boutsioukis C, Psimma Z, van der Sluis L. W. M. Factores que afectam a extrusão do irrigante durante a irrigação do canal radicular: uma revisão sistemática. Int. Endod J: 46; 599-618:2013.

115) Nielsen BA, Baumgartner JC: Comparação do sistema EndoVac com a irrigação por agulha dos canais radiculares. J Endod 33:611, 2007.

116) Marending M, Paque F, Fischer J, Zehnder M: Impacto da sequência de irrigantes nas propriedades mecânicas da dentina radicular humana. J Endod 33:1325, 2007.

117) Zehnder M: Irrigantes para canais radiculares. J Endod 32:389, 2006.

118) Boutsioukis C, Lambrianidis T, Kastrinakis E: Fluxo de irrigante dentro de um canal radicular preparado usando várias taxas de fluxo: um estudo de Dinâmica de Fluidos Computacional. Int Endod J 42:144, 2009.

119) Hulsmann M, Hahn W: Complicações durante a irrigação do canal radicular -

revisão da literatura e relatos de casos. Int Endod J 33:186, 2000.

120) Sabins RA, Johnson JD, Hellstein JW: Uma comparação da capacidade de limpeza da irrigação sónica e ultra-sónica passiva de curta duração após a instrumentação manual em canais radiculares de molares. J Endod 29:674, 2003.

121) Jensen SA, Walker TL, Hutter JW, Nicoll BK: Comparação da eficácia de limpeza da ativação sónica passiva e da ativação ultra-sónica passiva após instrumentação manual em canais radiculares de molares. J Endod 25:735, 1999.

122) Townsend C, Maki J. Uma comparação in vitro de novas técnicas de irrigação e agitação com a agitação ultra-sónica na remoção de bactérias de um canal radicular simulado. J Endod 2009;35:1040-3.

123) Hockett JL, Dommisch JK, Johnson JD, et al. Eficácia antimicrobiana de duas técnicas de irrigação em preparações de canais cónicos e não cónicos: um estudo in vitro. J Endod 2008;34:1374-7.

124) Al-Jadaa A, Paque F, Attin T, Zehnder M: Dissolução de tecido pulpar necrótico por irrigação ultra-sónica passiva em canais acessórios simulados: impacto da localização e angulação do canal. Int Endod J 42:59, 2009.

125) Garg N, Garg A. Livro de texto de Endodontia. 1st Edition; Jaypee Brothers Medical publishers; 2007.

126) Walton R, Torabinejad M. Principles and Practice of Endodontics. 3rd Edition; 2002.

127) Rickert U, Dixon C: O controlo da cirurgia radicular. Transactions of the 8th International Dental Congress, Section IIIA, No. 9. 20:1458, 1933

128) Sargenti A: O método Sargenti N-2. Dent Surv 54:55, 1978.

129) Jasper E: Adaptação e tolerância da obturação do canal com ponta de prata. J Dent Res 4:355, 1941

130) Lui JN, Lim VS, Song KP, Chen NN. In-vitro antimicrobial effect of Chlorhexidine impregnated gutta percha points on Enterococcus Faecalis. Int. Endod. J; 37; 105-113. 2004.

131) Baumgardner KR, Krell KV: Condensação ultra-sónica da guta-percha: um estudo in vitro da penetração do corante e da microscopia eletrónica de varrimento. J Endod 16:253, 1990.

132) Kerezouldis KP et al. A method of adapting gutta percha master cones for

obturating an open apex cases using heat; JOE : 32; 53-60: 1999.

133) Gulskin AH. Contratempos e complicações graves na obturação endodôntica. Endodontic Topics 2005, 12, 52-70.

134) De Deus QD: Frequência, localização e direção dos canais laterais, secundários e acessórios. J Endod 1:361, 1975.

135) Mauger MJ, Schindler WG, Walker WA 3rd: Uma avaliação da morfologia do canal em diferentes níveis de ressecção radicular em incisivos mandibulares. J Endod 24:607, 1998.

136) Weston GD, Moule AJ, Bartold PM: A scanning electron microscopic evaluation of root surfaces and the guttapercha interface following root-end resection in vitro. Int Endod J 32:450, 1999.

137) Peters CI, Peters OA, Barbakow F: Um estudo in vitro comparando cavidades de extremidade radicular preparadas por pontas retrógradas de aço inoxidável e diamantadas. Int Endod J 34:142, 2001.

138) Hume WR: Uma análise da libertação e da difusão através da dentina de eugenol a partir de misturas de óxido de zinco-eugenol. J Dent Res 63:881, 1984.

139) Higa RK, Torabinejad M, McKendry DJ, McMillan PJ: O efeito do tempo de armazenamento no grau de fuga de corante dos materiais de obturação da extremidade radicular. Int Endod J 27:252, 1994.

140) Pissiotis E, Sapounas G, Spangberg LS: O cimento de ionómero de vidro prateado como material de obturação retrógrada: um estudo in vitro. J Endod 17:225, 1991.

141) Williams SS, Gutmann JL: Cicatrização perirradicular em resposta ao material de obturação Diaket para extremidades radiculares com e sem fosfato tricálcico. Int Endod J 29:84, 1996.

142) Rud J, Munksgaard EC, Andreasen JO, Rud V, Asmussen E: Retrograde root filling with composite and a dentin-bonding agent. 1. Endod Dent Traumatol 7:118, 1991.

143) Loftus D: Assessment of MTA, White MTA, Diaket, and Geristore when used as surgical root-end fillings in dogs. Em Endodontia1. Dallas, 2003, Faculdade de Medicina Dentária de Baylor, Centro de Ciências da Saúde do Sistema Universitário A&M do Texas.

144) Chong BS, Pitt Ford TR, Hudson MB: Um estudo clínico prospetivo do agregado de trióxido mineral e do IRM quando utilizados como materiais de obturação da extremidade radicular em cirurgia endodôntica. Int Endod J 36:520, 2003.

145) Ruddle CJ. A técnica Protaper. Endod Topics2005; 10: 18790.

146) Ruddle C. Finalizando o terço apical. Endod Prac 2002;5(3): 15--26.

147) Schilder H. Limpeza e modelação do 'canal radicular'. Dent Clin North Am 1974;18(2):269-96.

148) friedman S. Prognóstico da terapia endodôntica inicial. Endod T opics2002;2:59-88.

149) Ruddle CJ. Retratamento não cirúrgico. Endod 2004;30(12):827-45.

150) Lee SJ, Monsef M, Torabinejad M. Capacidade de selagem de um agregado de trióxido mineral para reparação de perfurações radiculares laterais. Endod 1993:19(1I}:541-4.

151) Gutmann J. Resolução de problemas em endodontia -Prevenção, identificação e gestão. 4th Edition; 69-156.

152) Hulsmann M. Hann W. Complicações durante a irrigação do canal radicular; revisão da literatura e relatos de casos [revisão]. Int Endod J 2000;33 :186-93.

153) Nanda Kishor KM, Complicações dos tecidos orais durante a irrigação endodôntica. The New York State Dental Journal: abril 2o13: 37-42.

154) Imura N, Zuolo ML: Factores associados aos surtos endodônticos: um estudo prospetivo. Int *Endod J* 28:261-265, 1995.

155) Keenan JV, Farman AG, Fedorowica Z, Newton JT: Uma revisão sistemática da Cochrane não encontra provas para apoiar a utilização de antibióticos para o alívio da dor em pulpite irreversível, *J Endod* 32(2):87-92, 2006.

156) Tsesis I, Faivishevsky V, Fuss Z, Zukerman O: Flare-ups after endodontic treatment: a meta-analysis of literature, *J Endod* 34:11771181, 2008.

157) Torabinejad M, Kettering JD, McGraw JC, et al: Factores associados às emergências endodônticas entre consultas de dentes com polpas necróticas, *J Endod* 14:261-266, 1988.

158) Cvek M: Prognóstico de incisivos maxilares não vitais luxados tratados com hidróxido de cálcio e preenchidos com guta-percha. Um estudo clínico retrospetivo.

Endod Dent Traumatol 8:45, 1992.

159) Kerekes K, Heide S, Jacobsen I: Follow-up examination of endodontic treatment in traumatized juvenile incisors. *J Endod* 6:744, 1980.

160) Herforth A, Strassburg M: [Terapia da periodontite apical crónica em dentes anteriores traumaticamente feridos com crescimento radicular contínuo]. *Dtsch Zahnarztl Z* 32:453, 1977.

161) Andreasen JO, Farik B, Munksgaard EC: A utilização prolongada de hidróxido de cálcio como penso para o canal radicular pode aumentar o risco de fratura radicular. *Dent Traumatol* 18:134, 2002.

162) Samuel I, Kratchman, DMD. Reparação de perfurações e procedimentos de apexificação num só passo. Dent Clin N Am 48 (2004) 291-307.

163) Frank AL: Terapia para o dente com polpa divergente através da formação apical contínua. J Am Dent Assoc 72:87, 1966.

164) Goldberg F, Kaplan A, Roitman M, Manfre S, Picca M: Efeito de reforço de um ionómero de vidro de resina na restauração de raízes imaturas in vitro. Dent Traumatol 18:70, 2002.

165) Kerekes K, Heide S, Jacobsen I: Follow-up examination of endodontic treatment in traumatized juvenile incisors. J Endod 6:744, 1980.

166) Zachrisson BU, Jacobsen I: Prognóstico a longo prazo de 66 dentes anteriores permanentes com fratura radicular. Scand J Dent Res 83:345, 1975.

167) Andreasen FM, Andreasen JO: Processos de reabsorção e mineralização após fratura radicular de incisivos permanentes. Endod Dent Traumatol 4:202, 1988.

168) Andreasen FM, Andreasen JO, Bayer T: Prognóstico das fracturas radiculares dos incisivos permanentes: previsão das modalidades de cicatrização. Endod Dent Traumatol 5:11, 1989.

169) Andreasen JO, Hjorting-Hansen E: Fracturas das raízes intra-alveolares: estudo radiográfico e histológico de 50 casos. J Oral Surg 25:414, 1967.

170) Da Silva AC, Passeri LA, Mazzonetto R, et al: Incidência de traumatismo dentário associado a trauma facial no Brasil: avaliação de 1 ano. Dent Traumatol 20:6, 2004.

171) Skieller V: The prognosis for young teeth loosened after mechanical injuries. Ata Odontol Scand 18:171, 1960.

172) Hammarstrom L, Lindskog S: Aspectos morfológicos gerais da reabsorção de dentes e osso alveolar. Int Endod J 18:93, 1985.

173) Lindskog S, Pierce AM, Blomlof L, Hammarstrom L: O papel da membrana periodontal necrótica na reabsorção do cemento e na anquilose. Endod Dent Traumatol 1:96, 1985.

174) Andreasen FM: Cicatrização pulpar após lesões de luxação e fratura radicular na dentição permanente. Endod Dent Traumatol 5:111, 1989.

175) Andreasen JO: Revisão dos sistemas e modelos de reabsorção radicular. Etiologia da reabsorção radicular e os mecanismos homeostáticos do ligamento periodontal. Em Davidovitch Z, editor: The biological mechanisms of tooth eruption and resorption, Birmingham, Ala, 1989, EB-SCOP Media.

176) Andreasen FM, Zhijie Y, Thomsen BL, Andersen PK: Ocorrência de obliteração do canal pulpar após lesões de luxação na dentição permanente. Endod Dent Traumatol 3:103, 1987.

177) Andreasen FM, Pedersen BV: Prognóstico de dentes permanentes luxados - o desenvolvimento de necrose pulpar. *Endod Dent Traumatol* 1:207, 1985.

178) Trope M, Yesilsoy C, Koren L, Moshonov J, Friedman S: Efeito de diferentes protocolos de tratamento endodôntico na reparação periodontal e na reabsorção radicular de dentes de cão reimplantados. *J Endod* 18:492, 1992.

179) Trope M: Reabsorção radicular de origem dentária e traumática: classificação baseada na etiologia. *Pract Periodontics Aesthet Dent* 10:515, 1998.

180) Mishra N, Narang I, Mittal N. Revitalização de dente necrótico imaturo mediada por fibrina rica em plaquetas. Contemp Clin Dent. 2013 Jul- Sep; 4(3): 412-415.

181) Deepak BS , Nandini DB, Satyajith N, Engenharia de tecidos: É o futuro da endodontia? Revista popular de investigação científica, Vol.4 (1), Jan.2011

182) Wang X, Thiobodeau B, Trope M, Lin LM, Huang GT. Caracterização histológica do tecido regenerado no espaço do canal após o procedimento de revitalização / revascularização de dentes de cão imaturos com periodontite apical. J Endod 2010;36:56-6.

183) Gonshot , uma técnica de produção de plasma rico em plaquetas e de concentrado de plaquetas: Antecedentes e processo. Int. J. Periodontics Restorative Dent. 22:547, 2002.

184) Garcia-Godoy & Murray; Reccomendation for using regenerative endodontic procedures in permanent immature traumatized teeth, Dental Traumatology 2012; 28:33-41.

185) Gould TR: Caraterísticas ultra-estruturais das populações de células progenitoras no ligamento periodontal. J Dent Res 62:873, 1983.

186) Helmlinger G, Yuan F, Dellian M, Jain RK: Gradientes de pH intersticial e pO2 em tumores sólidos in vivo: medições de alta resolução revelam uma falta de correlação. Nat Med 3:177, 1997.

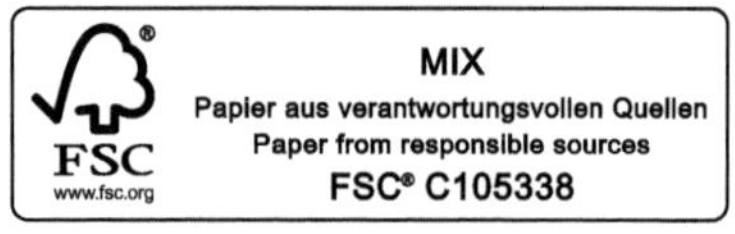

Printed by Books on Demand GmbH, Norderstedt / Germany